中医学辩证原理

戴丽三　著

严继林　严　园　李佳锦　李　垚　整理

U0301990

全国百佳图书出版单位
中国中医药出版社
·北　京·

图书在版编目（CIP）数据

中医学辩证原理／戴丽三著；严继林等整理 .
北京：中国中医药出版社，2024. 11
ISBN 978 - 7 - 5132 - 8890 - 3

Ⅰ. R2 - 05

中国国家版本馆 CIP 数据核字第 20240NZ542 号

中国中医药出版社出版

北京经济技术开发区科创十三街 31 号院二区 8 号楼
邮政编码　100176
传真　010 - 64405721
北京盛通印刷股份有限公司印刷
各地新华书店经销

开本 710 × 1000　1/16　印张 6. 75　彩插 0. 75　字数 62 千字
2024 年 11 月第 1 版　2024 年 11 月第 1 次印刷
书号　ISBN 978 - 7 - 5132 - 8890 - 3

定价　49. 00 元
网址　www. cptcm. com

服 务 热 线　010 - 64405510
购 书 热 线　010 - 89535836
维 权 打 假　010 - 64405753

微信服务号　zgzyycbs
微商城网址　https：// kdt. im/ LIdUGr
官 方 微 博　http：// e. weibo. com/ cptcm
天猫旗舰店网址　https：// zgzyycbs. tmall. com

如有印装质量问题请与本社出版部调换（010 - 64405510）
版权专有　侵权必究

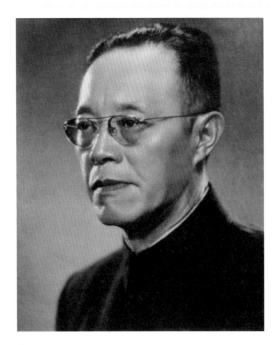

著名醫家戴麗三

戴丽三生平

戴丽三（1900-1968），字曦，号馀生，出生于云南省昆明市的一个中医家庭，他的父亲是清朝光绪年间云南名医戴显臣。光绪二十四年（1898），热爱岐黄之术、自学成才的戴显臣在昆明正义路设"万华堂"医馆，开始了悬壶济世的生涯，他钻研经典，虚心好学，在疑难病的救治方面颇有建树。《昆明市志》（1999年云南人民出版社出版）中记载："到了清朝，昆明地区的中医已经分科较细……其中有擅长治疗内科疑难症的戴显臣。"

1900年冬月戴丽三出生，戴显臣对这个天资聪颖的长子寄予厚望。戴丽三的青少年时期，也是中国新旧文化交织、碰撞的时期。他获得的教育，完整而全面、传统又现代：从幼时对中医启蒙典籍的背诵，到专习四书五经的私塾教育，再到完整的新式小学教育，直到从云南省立中学（现昆明市第一中学）高中毕业——这种学习经历不仅为戴丽三打下了深厚的国学基础，也培养了他开放包容的思想意识，使他更易于接受新事物、新思潮，这对他人生道路的选择、治学思想的形成都产生了重要的影响。

在日常学习之余，戴丽三侍诊在父亲左右，从小的耳濡目染，让他对中医学产生了浓厚的兴趣，19岁开始小试牛刀就初见成效。但面对当时军阀割据民生艰困的局面，一腔热血的他投笔从戎，想以此直接的方式报效国家。可是在目睹军阀的腐败之后，他毅然离开军队，回到昆明继承家学，并特意取号"馀生"，意寓珍惜余生之光阴。从此他专心师从父亲，发奋图强，日夜苦读，矢志中医不再更改。1928年在政府招考医师的考试中，戴丽三力拔头筹考取昆明市的第一名。父亲的倾囊相授、自己的刻苦努力使年轻的戴丽三甫出道就出手不凡，治疗中屡见奇效，声名大振，至三四十岁时，他已在昆明乃至云南省赫赫有名，被誉为云南四大名医之一。

令云南群众至今念念不忘的是他善良的为人和高尚的医德。在积贫积弱的旧中国，戴丽三将全部身心都投入到了治病救人之中，期望借此完成他作为一介读书人的家国之志。他的诊费不设限制，看病全凭患者随心而付；他会给予贫困者回家的盘缠；会让特别困难的患者到昆明有名的福林堂药店去免费配药，每月月末由家人去统一结账。这使贫困患者也有了得到救治的机会。在此期间他诊治了大量的疑难重症，积累了丰富的诊疗经验。

诊病之余，戴丽三还热衷于和同道们交流。他成名较早，很多有多年临床经验的医生年龄都比他大，但因为惊奇于他的医术和精简的用药，也来跟着他抄方学习，所以每天诊疗结束之后，他们和正义路附近开诊所的几位医生都会聚在戴家切磋医理，将当天各自遇到的疑难病证提出来讨论，发表见解，制定下一步的治疗方案。戴丽三创制了什么经验方，也会在这时候分享给同道们。戴家的医术讨论会很快有了名气，同道和中医后学纷纷加入参与讨论。旧时医生往往秘技不传，很少有人似戴丽三这样毫无保留地分享自己的心得体会，所以他在中医同道中也是深受尊敬。1948年，为了普及和提升云南中医的教育水平，戴丽三和另一位同样德高望重的云南名医吴佩衡先生团结了有此心愿的同道，成立"云南私立中医药专科学校"，吴佩衡先生任校长，戴丽三任学术讲师。1949年云南中医药公会改组时他被推举为理事长。

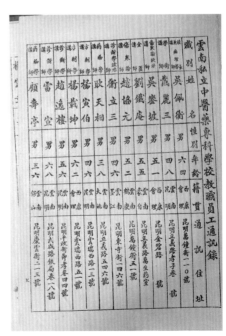

▲ 1948 年云南私立中医药专科学校教职员工通讯录

值得一提的是，戴丽三并不是一个两耳不闻窗外事，一心只读圣贤书的"书呆子"，在内忧外患的旧中国，他时刻关注着时局的变化，对进步的共产党心向往之，与地下党常有接触，并给予力所能及的帮助。

1949年12月云南和平解放，1950年8月戴丽三先生作为云南医疗界的唯一代表受邀参加第一届全国卫生工作会议。朝气蓬勃的新中国、党和政府的新期许，又一次点燃了他胸中一直饱含的家国情怀，返昆后即着手关停自家门庭若市的私人医馆，是云南参加"公医"第一人，他带领已获中医师证书的长女戴慧芬全身心地投入到新中国医药卫生事业的建设中。

1950年，云南省人民政府接管了云南大学医学院附属医院分院，在此基础上成立云南省人民政府卫生处总门诊部，戴丽三任副主任，组建中医科并兼任中医师。他号召并邀请同道们加入门诊部的工作，如四大名医之一的"小儿王"康诚之，名中医吕重安、诸葛连祥、车敬安、文士杰、胡少伍……因为名医众多，门诊部开业后就门庭若市，为广大市民群众提供了优质的服务。经过近5年的积累和实践，

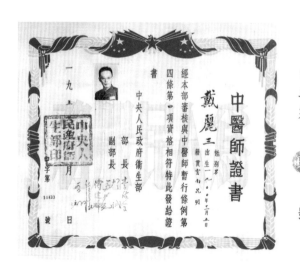

▲1953年戴丽三《中医师证书》

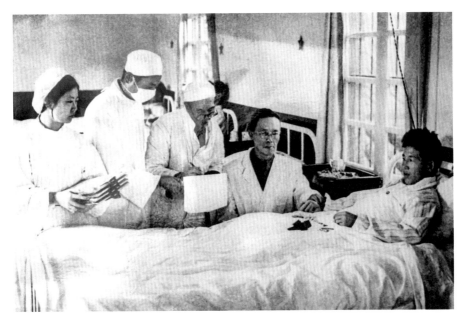

▲ 1959 年，名中医戴丽三（右一）、吕重安（右二）在省中医院病房会诊

1955 年，经省人民政府批准，总门诊部在原址成立云南省中医院，1960 年云南中医学院成立后，成为云南中医学院附属医院，被指定为全省培养中医药卫生干部基地、科学研究的指导中心。

从 1951 年始，为了尽快培养云南中医药人才，省卫生厅主办中医进修班，军管干部王抗搏任主任，戴丽三任副主任，并亲自授课。1953 年，进修班升级为昆明中医进修学校，戴丽三任副校长，学校增设了中医、针灸师资班，中药调剂班，麻风防治干部培训班等。随着师资力量的充实，1958 年昆明中医进修学校升级为云南中医学校，在校学生达 630 人。学校汇聚了来自全省的著名中医，成立了由 16 位名老中医组成的中医研究班教研组，当时已是卫生厅副厅长的戴丽三任教研组长。近 10 年的努力奋进，终于在 1960 年 5 月成立了云南第一所中医药高等学府云南中医学院。戴丽三非常重视中医学院的工作，不仅经常到学校调研、参加师生座谈会、征求教学意见，还担任着"西医学习中医班"的教学任务，讲授中医学原理。

20世纪50年代的云南是很多传染病的高发地区，疟疾、麻风、血吸虫病等，严重危害着当地人民的健康和生产，戴丽三身先士卒，经常到疫区调研并利用中医特色优势指导基层工作。

为了在群众中普及宣传中医药知识，戴丽三组织开展各种宣传和惠民活动。例如1956年11月利用在市中心举办游艺活动的机会，卫生厅牵头组织"昆明市中医中药展览会"，开展义诊和卫生政策宣讲。此举开全国之先河，不仅方便群众，更团结了愿意参加公医的同道，当时产生了很大的影响。他积极开展学术经验交流活动，使当时云南的中医学术水平在质的方面保持在全国中上水平。

在一片饱经战乱与贫困的边陲省份白手起家，这筚路蓝缕的创业过程，戴丽三和同时代的中医先辈们可谓付出了艰苦卓绝的努力。由于他卓有成效的工作，受到党和政府的重视、群众的认可，1955年戴丽三受周恩来总理任命，成为云南省卫生厅副厅长，连续当选为云南省第一、

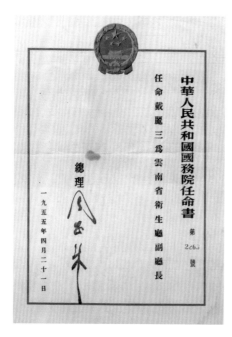

▲ 1955 年戴丽三云南省卫生厅副厅长《任命书》

二、三届人民代表，云南省政协第一、二、三届委员，兼任中华医学会云南分会副会长、全国血吸虫病防治科研委员会委员、九三学社昆明分社委员会委员、云南省中医学会主任等职。

学术思想方面，戴丽三除继承其父学术思想和临证经验外，博览众家，对四大经典和历代各家著作都有深刻研究，学有心得。而百家之中尤尊仲景，特别善于运用《伤寒论》《金匮要略》方辨证论治。他重视实践，强调从患者实际出发，从不固执一家之见而勇于创新，真正做到了师古而不泥古，源于《伤寒论》又广于《伤寒论》。同时他并不忽视温病学说，对温病大家叶天士、吴鞠通的理论方药深入研究，撷取精华，创立了很多相关验方，如桑叶连贝散、二甲化斑汤等。他是包容并蓄、不拘一派的医学大家。由于其经验丰富，临床疗效高，制方严谨，理、法、方、药一线贯通，便于学习和临床运用，所创验方被云南省中医界争相传抄，均以先睹为快。

戴丽三能取得较高的学术成就，还与其重视科学的思维方法密切相关。他是用唯物辩证法深入研究《伤寒论》的学者、先驱，推崇用辩证唯物主义以指导辨证用药，融哲理医理为一体。

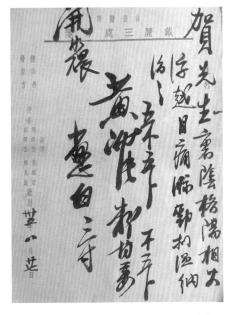

▲ 戴丽三处方（徒弟手书，任红华医师收藏）

他将"西学中"班讲授中医学原理的教学讲义，进一步完善，写就《中医学辩证原理》，书稿集中论述了《伤寒论》中蕴含的唯物辩证法思想，展示了其毕生潜心钻研仲景之学的精深心得。在其"前言"中提到："举中医的《伤寒论》为例，它以六经立法，一百一十三方，三百九十七法。论中处处有法，其法参伍错综以尽病的变态，万变万应，策应无穷。有法中之法，有法外之法，有法随脉变，有法因证迁，活泼泼丝丝入扣。这些都带有朴素的、自发的辩证思想并奠基在唯物论基础上，几千年来千锤百炼而能经得起恒河沙数亿万人的反复实践和考验。"他强调要深入探讨中医学的科学性，必须以辩证法作为研究中医的思想方法，才能领会它的实质，找出它的发展规律，揭示出中医学的最大特点所在。他强调临证必须从客观实际出发，处方用药应灵活变通，反对拘守一家一派之见，更反对执一法一方以应万变。本"病无常法，医无常方，药无常品，概因病无常形，须唯变所适，灵活变动，毫无偏执"，对于出现复杂症候群的患者，他坚持从整体观念入手，审查虚实寒热，矛盾虽多，抓住主要矛盾，无不效若桴鼓。

▲ 戴丽三手稿（一）

▲ 戴丽三手稿（二）

戴丽三注重研究每一疾病发生、发展各阶段的规律，善于剖析疾病的本质。他执简驭繁，用"气化一元论"的观点来认识人体的生理和病理，如其认为"气化是运动的原理，阴阳是对立的形势，寒热是万病的本质，表里虚实是联系的规律"。临床施治他常把握两法：一曰"开门法"，即开太阳气机之门。外邪入侵必经太阳，治疗必须从此开却。外邪由表及里，应使其透表出里。往往太阳气机一开而达"表气通，里气和"之效。所以用药最忌"闭门留寇"。除常用《伤寒论》《金匮要略》方外，自拟的姜桂苓半汤、桂枝独活寄生汤、小白附子天麻汤等，都具有宣通表里、引邪外达的功效。二曰"转阳法"，是防止病势由阳转阴的治法。戴丽三认为，阳证易治，阴证难疗，病势由阳转阴则重，反之则轻。故他常对某些病机复杂的疾病，主动引领病势，有意识地选用温阳之剂使其阳热外显后，再以凉润之剂清解之，往往使一些疑难重症由危转安随之而愈。

戴丽三以其精深的医术造诣，独树一帜，自成一家。他曾发表的论著有《阴阳五行之研究》《伤寒论的科学性》《诊断篇》等，其创制的部分经验方由其门徒收编入云南中医学院1972年出版的《中医常用方药手册》。他丰富的临证经验和医学思想，由后人总结整理为《戴丽三医疗经验选》，于1979年由云南人民出版社出版，荣获云南省1985年度科技进步三等奖，云南省卫生厅医药卫生科技进步二等奖。

由于长年超负荷的工作，1962年积劳成疾的戴丽三罹患脑血管意外，1968年11月病逝于昆明。1975年12月云南省卫生厅为他举办追悼会，给予了高度的评价。

心系家国，情牵患者，高瞻远瞩，鞠躬尽瘁，可谓是他一生的写照。

整理说明

　　《中医学辩证原理》是岳父戴丽三先生的遗著,写作于二十世纪五六十年代。

　　五六十岁是一个医生的黄金时期,彼时的戴丽三思想开放、经验丰富、思维缜密。他系统地学习了马列主义和毛泽东思想,意识到新哲学与古老的中医学有着千丝万缕的联系,对此展开了深入的研究。1954年毛主席号召成立中医研究机构,号召"西医学习中医",之后中医药院校在全国各地先后成立。担任着西医学习中医进修班教学任务的戴丽三,将多年的研究心得进行了系统总结,另辟蹊径地站在哲学的高度,开始向进修班的学员讲授"中医学原理"一课,并撰写讲义。

　　1957年,他挑灯夜战,倾尽心力,将讲义进一步完善,写就《中医学原理》文稿,这个创作过程是由衷的,并凝结了他毕生的思考。他真诚地写道:"过去注解《伤寒论》的人们,多半在字里行间力求精深,很少用哲学的观点和科学的方法来研究。因此，《伤寒论》中的一些合乎唯物论和辩证法的真理才被淹没了一千七百多年。""所以（我）用现代的唯物辩证的方法，试图说明中医特有的一些理论问题，从而使一般热忱希望学好中医的同志，由此而能更好地掌握和应用它。"

在文中他将平生治学所得与唯物辩证法之理相互融会，反复印证，将医理哲理融为一体，用哲学的观点和科学的方法来研究注解《伤寒论》，把书中的理法方药甚至煎服方法都用唯物辩证法的规律和方法来一一论证阐述，他旁征博引中外古今二十多位哲学家、医学家的理论来解析《伤寒论》的科学性，使《伤寒论》中合乎唯物论与辩证法的真理一一呈现，将中医学与哲学融会贯通，为研究学习中医理论、研究《伤寒论》做了勇敢的尝试，开辟了全新的视角。戴老在书稿中反复提到"气血统一的一元论"观点，这也是值得我们进一步研究的课题。可以说《中医学原理》是戴丽三"医哲一体"学术思想的重要体现。

1979 年，戴丽三长女戴慧芬综合了多方面意见，对《中医学原理》加以整理和修改，形成《中医学辩证原理》，在云南中院学院内印刷刊发。

2022年1月在昆明市政府的关心下，昆明市地方性学术流派（戴派）传承发展建设项目，2022年5月全国名老中医药专家（严继林）传承工作室建设项目先后启动，成为戴老学术著作再整理工作的契机，《中医学辩证原理》的整理与出版就此展开。

整理过程中遇到的问题及处理原则说明如下。

本书最初使用的版本是1979年云南中医学院的刊印版，因为当时印刷条件有限，有很多段落、字句模糊缺失，有些表达欠详尽，这使得整理工作一度陷入困境。但幸运的是，在一次整理我的藏书时，竟然找到了1957年戴老"中医学原理"的授课讲义，它真实地反映了戴老的思想和理论，这成为我们整理工作的最终依据。但因为是讲义，语言又欠简练，最终我们决定，两个版本互相对比参考，力求真实而又精练地还原戴丽三先生的学术观点与思想。此外，戴老已发表的三篇论文，《伤寒论的科学性》《诊断篇》已经融会到书中，即第三讲、第四讲的内容；我们将《阴阳五行之研究》附在本书最后，以完整体现戴丽三学术思想。

众所周知，中医学是和辨证论治分不开的，而本书的书名却用的是《中医学辩证原理》，这并非笔误，而是因为本书的内容是用辩证唯物主义的理论和方法，对中医经典《伤寒论》等内容进行深入细致的解析，从而揭示其中蕴藏的"合乎唯物论和辩证法的真理"，"以便使中医学说的庐山真面目得到共睹"。且 1979 年的版本就是使用的"辩"，所以我们保留这个字，以显示此书最大的特色和价值。如果有对戴老的辩证论治方面感兴趣的读者可以参看我们同期出版的《戴丽三医疗经验选》，书中详细记述了他在这方面的独特经验。

本书最初是以常规的章、节为基本标题结构，但有些"节"的内容过于单薄，在编辑的建议下，将"章"改成"讲"、不设"节"；这样调整之后，形式上比"讲义"更恰当，标题与内容更协调，结构也更合理。

引文的核查是本次整理工作的重中之重。戴老为了阐释《伤寒论》中蕴含的唯物辩证法原理，不仅大量地引用了《伤寒论》《黄帝内经》（简称《内经》）等经典中的原文，还旁征博引了古今中外 20 多位哲学家、医家的言论。为了保证此书的严谨性和品质，我们对这些引文都一一进行了原文核对，其中关于毛主席的引文更是核实到具体的出处。但书中有关马克思、列宁、恩格斯的引文，因为我们接触资料的有限，难以找到具体的出处；还有一些医家、哲学家如米定·易希金柯、吉田立壶已隐入岁月的深处，难以找到他们的详细身份和著作，对于这两种情况，我们采取保留原文、不加引号的处理方式。

本书写作于我们年轻的共和国刚刚起步的时期，是新思潮与旧理念碰撞的时期，是一段激情燃烧的岁月。因此，戴老的行文带着当时独特的时代气息，这是很正常的。我们决定保留这种风格，从中其实可以感受到写作此书时戴老的热情和真诚。

在整理出版的过程中，感谢昆明市政府、国家中医药管理局、昆明市中医院、中国中医药出版社的大力支持，特别是编辑包艳燕老师，她严谨细致的态度，专业负责的修改给予我们太多的帮助和指导。但因为我们终究水平有限，不当之处敬请读者原谅并不吝赐教。

严继林

2023 年 6 月

前　言

我写作本文的动机，是在 1954 年参加了云南省卫生厅举办的巴甫洛夫学说的学习班，并学习了马列主义、毛主席著作与自然科学，思想上得到很大的启发而引起的。当时决定拟用辩证法和毛主席关于科学的理论以及矛盾统一学说，再结合自己四十年来学习中医在临床上的肤浅体会，来阐述和说明中医内容上的一些学理问题，以便使中医学说的庐山真面目得到共睹。这是我的初衷和尝试。

举中医的《伤寒论》为例，它以六经立法，一百一十三方，三百九十七法。论中处处有法，其法参伍错综以尽病的变态，万变万应，策应无穷。有法中之法，有法外之法，有法随脉变，有法因证迁，活泼泼丝丝入扣。这些都带有朴素的、自发的辩证思想并奠基在唯物论基础上，几千年来千锤百炼而能经得起恒河沙数亿万人的反复实践和考验。所以我用现代的唯物辩证的方法，试图说明中医特有的一些理论问题，从而使一般热忱希望学好中医的同志，由此而能更好地掌握和应用它。

本文初稿是我于 1957 年为中医进修学校西医学习中医进修班而撰写的讲义，通过试教后，综合了多方面所提意见，后又加以整理和修改。因限于理论水平，自知缺点和错误不少，欢迎批评指正。

戴丽三

1961 年 5 月 14 日于昆明

写在前面的话

为什么要用辩证法来研究《伤寒论》呢？《伤寒论》是真正治病救人的医学。

曾有书言，"医学与人类同寿"。这句话就说明了医学与人命的关系何等重大。有了人类就应该有医学存在。它是与人命息息相关，不可不积极研究的一项重要科学。医学既然是如此重要，那我们研究医学，就得要站在"为了救生，志在活人"的立场上，从而追求真理，发掘真理，才可得出积极的研究成果。

《伤寒论》的内容符合真理吗？什么是真理？我怎样理解真理？

真理，首先是唯物的，其次应该是辩证的，此外，还应该是理论和实践相结合的。这样的真理，也就是马列主义、毛泽东思想所讲的真理。毛主席说："马克思、恩格斯、列宁、斯大林教导我们认真地研究情况，从客观的真实的情况出发，而不是从主观的愿望出发……"张仲景的《伤寒论》

一书就完全是在他宗族二百余人死于伤寒者十居其七的情况下，"勤求古训，博采众方"，从实际出发而写成的。后来的实践证明，这是一部效果卓著的医学著作。它总结了若干年来我国劳动人民与疾病作斗争的丰富经验，是经得起社会实践的反复检验的。我们并不是说远在一千七百多年前的张仲景就懂得了什么哲学和科学，而是强调他精准的辨证论治，实则把握了阴、阳、寒、热、虚、实、表、里的普遍规律，又配合以辩证法，从客观存在的实际出发，借助抽象思维去把握客观真理。可以说一部《伤寒论》，对病证的分析，对病体强弱、疾病性质、病势发展的判断，以及对此种种采取的治疗措施，理、法、方、药一线贯通，无不建立在辨证的基础和法则之上。

过去注解《伤寒论》的人们，多半在字里行间力求精深，很少用哲学的观点和科学的方法来研究。因此，《伤寒论》中的一些合乎唯物论和辩证法的真理才被淹没了一千七百多年。

由于上面的这些理由，竟使研究祖国医学的人望洋兴叹，有的说中医"博大，难于入门，渊深，难以登堂"。于是，毁其无系统者有之，毁其不科学者有之。亦有誉之者说是"神秘"，鄙之者轻为"玄虚"。虽然毁誉并不足道，是非不能并存，但中医真理得不到发扬和光大，此实为原因之一。

又因为中医书之多，不啻"汗牛充栋"，或有妄录方书，故神其术，以眩后世；或强调著作，以自高身价，"谬种流传，贻误子弟"，医家不察，漫然以排斥中医全部，不顾中医真理所在。本来中医的书，有用的固然很多，无用的亦属不少，全在我们研究的人，应用什么眼光和方法加以弃取。若只知相信古人一切皆好，不加以审查分析，那就会钻进牛角尖里，或目迷五色，找不着出路和发掘的途径，所以说"尽信书，不如无书"。要想医学昌明，随时代的进展而进展，非得要有一次整理医书的革命工作不可，否则是不会成功的。

另外，我对改良派的学者进一言，我们研究祖国医学，要站稳学术立场，不能做尾巴主义。有些人研究祖国医学，"舍精取粗"地把中医的东西，采用生搬硬套的做法，镶入西医理论里，看来好像是科学的样子，但仔细研究起来，他们的理论和实际却完全相反。他们哪里知道，祖国医学的内容，特别值得发扬的有几个要点：第一，阴阳、五行、六气和疾病的关系。第二，脏腑、经络、府俞的生理作用。第三，望、闻、问、切的精义，若研究到精深处，确实可达到"神、圣、工、巧"的妙境。第四，经方的配伍规律。经方的主治及配伍完全根据阴、阳、表、里、虚、实、寒、热等病势进退，配以不同药物，组成综合之方剂，不但治疗病之症状，还能治变症、旁症、并发症，尤其在不同的机体上应用，亦可收到同一的效能。此种配伍主治运用法则，如能用新的科学理论加以说明和发扬，那么，我国医学无疑可以成为崭新奇妙、大放异彩的新科学，足以丰富世界医学而有余。若只从形式逻辑上，不从辩证的方法上来研究，其结果恐怕会踏故覆辙。老子曰："知者不言，言者不知。"我的此番建议是"不知"的，甚或粗陋而谬误，但对发扬祖国医学，本着当家做主，知无不言的精神做此建议，亦未尝不可；否则，若缄默不言，则未免"违心"。所以，特别将这些思索写出来供大家参考。这也是我们医务工作者向科学进军中必须遵循的方向。只有这样，才能完成历史赋予我们的重要责任。

戴丽三

一九五七年

目　录

第一讲

唯物辩证法的基本规律
与中医学的关系

古老的中医学是中国传统文化的重要组成部分，它涵盖甚广，内容丰富。

其中阴阳五行学说、天干地支理论、气一元论、天人合一、道法自然的观念都与中国哲学息息相关。中医关于人体结构、五脏六腑、经络循行等的认识若以现在西医的分析实验的方法来研究，每多格格不入，不易理解；而以哲学逻辑的思路研究中医学，就容易豁然贯通。所以，研究中国医学比研究西方医学更为困难，就因为中国医学不但含量广阔，且有它的特殊性，不同于西方医学的分析较为容易。日本学者永井潜曾说"医学起于哲学"，哲学应是医学的背景所在，哲学与医学有密切关系，特别是中医学，其理论基础和实践方法深受中国古代哲学的影响，体现了哲学与医学的紧密结合，如车的轮与轴，协同发挥作用。

现在社会发展有了崭新的变化，所谓"存在决定意识，不是意识决定存在"。新社会需要新的哲学。毛泽东思想认为，哲学是自然科学与社会科学的概括与总结。过去许多自然科学工作者认为，哲学是哲学，政治是政治，科学是科学，彼此是分开独立的，学习科学不需要学习哲学与政治。过去的旧哲学，也确实不能领导自然科学，旧政治往往是妨碍或压迫自然科学的。而现在新哲学与政治却完全不同了，我们有充分理由可以相信今日学习自然科学，如果不同时学习马列主义、毛泽东思想，自然科学就不能学习得很好，在建设上也不能很好地运用。

新社会里需要的新的哲学内容是马克思主义的唯物辩证法。只有马列主义和毛泽东思想的科学理论，才是我们建设社会主义和研究自然科学的指导思想。若违反了这个指导我们思想的灯塔，我们的航船便会触礁，便会走到阴暗的角落去！

下面将马列主义和毛主席思想的科学理论反映在医学上的意义，说明如下。

　　马克思主义的唯物辩证法是无产阶级的世界观和方法论。它的科学方法，要依据科学的立场和观点，所以毛主席在说明我们所需要的是什么样的理论家时说过："我们要的是这样的理论家……那就是要能够真正领会马克思列宁主义的实质，真正领会马克思列宁主义的立场、观点和方法，真正领会列宁斯大林关于殖民地革命和中国革命的学说，并且应用它去深刻地科学地分析中国的实际问题，找出它的发展规律，这样才是我们真正需要的理论家。"这样就无异为我们研究中医学指明了正确的立场、观点和方法。我们若把无产阶级的立场作为立足点，再把唯物的观点作为世界观，把辩证的方法作为方法论，一句话，以马列主义哲学作为研究中医学的指导思想，那么，自然就容易领会它的实质而找出它的发展规律。唯物辩证法怎么不是中医学最合理合法的指导思想呢？我想，提出以唯物辩证法作为中医学的指导思想，这是每一个研究中医学的人所愿意和欢迎的。

　　下面就把反映在中医学研究上的几个中心问题，即立场、观点、方法，分别说明如下：

　　"立场"，要有正确的立场，就必须稳稳地站在无产阶级即工人阶级的立场上。

"观点"，要有正确的观点，就必须具有唯物主义的观点。

"方法"，要有正确的方法，就必须具有辩证的思想方法。

还有唯物辩证法的三大规律，即对立统一、质量互变、否定之否定这三个规律，是解释宇宙万有之谜的无上规律，也可作为说明中国医学的有力规律。中国医学内容的丰富，与含量的广阔，更必须藉这三个规律来研究，才能充分说明它的内容，与发扬它的精神。

我们生长在新中国，无论医学界也好，文艺界也好，教育界、体育界，等等，若不能掌握这个新哲学的世界观与方法论，就不能符合时代对我们的要求。何况医学诊断的认识论、治疗之方法论，都是互相联系不可分割的，也只有新哲学的理论才可以说明并进一步揭示出它蕴藏的深刻内涵。

下面我们就把唯物辩证法在中医学中的反映，分别叙述如下。

一、对立统一规律与中医学

毛主席在《矛盾论》中指出："事物的矛盾法则，即对立统一论的法则，是唯物辩证法的最根本的法则。"

马克思阐明，不论在社会科学上，还是自然科学中的一切最本质问题的东西，都是矛盾与统一。这是一个千古不变的真理。

对立统一规律的内容，主要是说：宇宙间的一切事物，都含有互相对立的两个方面，由于这两个方面的矛盾与斗争，必然使它由相对的统一而成为绝对的分裂，变成一个新的矛盾统一体。这样对立统一也就成为一切事物不断发展的原动力。

"对立统一，矛盾斗争"是能量不灭、能量转化的规律。盖"物不可穷也，故受之以未济终焉"，相消之后，必有相生以继之，此辩证法也。人的机体，也是本着这一法则而生存。人体要与自然相互适应（即天人相应），才能保持内在与外在的平衡而不致发生疾病，这就是调节作用；如果体内调节与体外调节不相适应，由于太过或者不及，打破了均势，失掉了平衡，这样就产生了病变，这就是"气相胜者和，不相胜者病"（《素问·气交变大论》）。这种认识也是合乎对立统一规律的。马克思阐明，不论在社会科学与自然科学，一切最本质问题的东西，都是矛盾与统一。

《伤寒论》一书，是祖国古典医学中的经典著作之一，它在《内经》《难经》的理论基础上进一步创造性发展了辨证论治的法则。《伤寒论》有一个基本的特点，那就是：它用"阴阳"表示对立的元素，以"五行"表示发展之过程，以"六淫"（风、寒、暑、湿、燥、火）之因素，而与人体内部的脏腑血肉相联系。《伤寒论》认为人体的结构机能甚精微也，病理变化至错综也，外邪对人体的影响有着相互对立和相互斗争的作用；而就人体内部而言，"阴平阳秘，精神乃治"便是人体生理正常的标志，从而发展为气血统一之一元论学说，强调气血主宰人体的重要性。接着在"发于阳者"或"发于阴者"之对立的阴阳这一基础上，进一步又推演出"六经"辨证的纲领表示病势发展的过程，清楚明白地把若干大小不同之症候群归纳为若干证候类型。其中又分出若干的大类亚类，乃至演出一百一十三方，三百九十七法。但归根结底，还是要回到气血统一的一元论观点上来。

在错综复杂的病理现象中，更分别而清楚地指出了阴阳、寒热、表里、气血、水火、标本、正反等相互对立的关系，使人们能分清它们的性质，做出适当而正确的处理，这就是"辨证论治"，也是对立统一规律在治疗问题上的具体运用。如诊断气血盈虚、寒热往来、发热恶寒、阴盛阳衰，或阳盛阴衰等类，都是如此。《伤寒论》指出"阴阳"是人体中对立、矛盾之现象，如"身大热而反欲近衣者，热在皮肤，寒在骨髓"，"身大寒而反不欲近衣者，寒在皮肤，热在骨髓"。这就是最好的例证。其他又如厥阴证中阴阳错杂之矛盾，则用乌梅丸统一治之；少阴心肾不交之证，可寒化亦可热化，寒化则变为白通加猪胆汁汤证，热化则变为黄连阿胶鸡子黄汤证，针对病情使用上方，即可求得统一。又如阳明腑证，是水湿不胜邪火，火旺灼阴，即水将要被邪火消烁尽净，而成阳旺阴衰之对立与火盛水少之矛盾，而用大承气汤急下救阴以求得统一。又如少阴阴寒证，为阴盛阳衰之对立与水盛火衰之矛盾，用四逆汤扶阳消阴求得统一。

其他，治疗上的阴阳双补、攻补兼施、吐下并用、表里同治、寒热配用，等等，亦可体现对立统一的治疗规律。

特别在方剂上，如大黄附子汤，是以极寒极热之药同用，为寒与热之对立统一。大辛大热之干姜附子汤，干姜温胃，守而不走，附子兼能通十二经，走而不守，有一静一动的对立统一；干姜入气分，附子入水分，又属于气与水的对立统一。或同属于大苦大寒之大黄黄连泻心汤，大黄之质润滑，黄连之质干燥，是润与燥之对立统一。然则，同属大辛大热之干姜附子汤，与大苦大寒之大黄黄连泻心汤，尚有如此的对立统一作用；其他，在治疗上、方剂配伍上，属于对立统一的例子太多，不胜枚举。全部《伤寒论》的方剂、配合组织，唯其有对立统一的作用，才能把不同类型的证候，或不同机能的病证治好，这岂是偶然的事件？

再补充说明对立统一规律对研究中医学的重要性。日本医生吉田立壶说，原来阴阳之理，是研究大自然森罗万有相对法，任何人都不能否认的。这与郭沫若所说的"自然界与人类社会中有对立的元素，相生相克而逐渐进展"，以及老子所谓"万物负阴而抱阳"的原理并没有两样，说明大自然无论从宏观到微观，无不建立在一阴一阳的对立统一的规律上。

所以辩证法的第一个规律对立统一与中医的阴阳统一，确实有不可磨灭的真理性存在，中医利用万病只分阴阳的这一相对原理，便能把万病都归纳在对立性上，求得统一。就如仲景所说"病有发热恶寒者，发于阳也，无热恶寒者，发于阴也"，将阴阳的概念作为辨证的依据。阴阳即是宇宙万有的相对性原理，《素问·至真要大论》云："阴阳者，数之可十，推之可百，数之可千，推之可万，万之大不可胜数，然其要一也。"韩简言："物生而后有象，象而后有滋，滋而后有数，故观象即可推数。"阴阳不过是加于物象之名词，这便是它的概括。

《伤寒论》的价值，不但是它宝贵的临床经验积累，从理论与实际来讲，它虽没有今天的历史唯物论辩证法那样的完整，但基本是朴素的、辩证的，对治病救人有着伟大的成绩。

二、质量互变规律与中医学

质量互变规律，是说明宇宙间的万事万物，没有一种不是在时时刻刻变化着的。一切事物都在不断的运动和发展中永无休止地变化着，在变化中又有量变、质变和质量互变的分别。

"量变"，是性质不变，单是数量的变化，也叫作"数变"或"渐变"。

"质变"，是量变到一定程度所产生的事物的突然的根本性质的变化，这种变化又叫作"突变"。

唯物辩证法把所有事物的千变万化，归纳为量变与质变两个大类型，"质量互变规律"是辩证法的基本规律之一。量的变化达到一定的限度，就会引起质的变化；反之，质的变化也会引起量的规定性的变化。结果，不仅产生新的物质的规定性，也会产生新的事物。所以说质量互变，就是进一步交互渗透作用，唯其有这些渗透的反复作用，才能使物质不断地由一事物变成另一新事物。

事物变化的根本原因是事物内部对立面的斗争和作用。马克思主义的唯物辩证法最重要的要求，就是要把已经获得的真理，放到和人们的社会实践有关系的一切变化（量变、质变及发展……）当中去。

现在把"质量互变"这个真理运用到中医学方面，来谈谈是不是充满了这个规律的内容。

中医学充分地反映了这一内容。例如《伤寒论》中的少阴证，从气化的性质来说，此证虽然属阴，但它是标阴而本阳。若从寒化反应本证，可以从量变上发展成为四逆汤证、通脉四逆汤证、附子汤证、麻辛附子汤证、白通汤及白通加猪胆汁汤证。这些只是从量上来分析，从质上来说还是属于阴盛阳衰少阴之主证，故可以说是量之演绎归纳。若从热化，那就完全不同了，它可发展为阴虚火旺的黄连阿胶汤证和阴虚水热互结的猪苓汤证，那就是全部的质变或质量互变了。用方完全相反，这不是微妙的显明的质量互变吗？少阴证热化的两个处方，黄连阿胶汤和猪苓汤，就是用来适应这种质变的情况，故仲景用黄连阿胶汤是在"热化"情况下使用的，性质却与用寒化的四逆汤等方完全相反，如果错用，就会发生严重后果。

由方剂上来看，《伤寒论》有许多例子，可以说明量变与质变。如四逆汤一方，本是附子、干姜、甘草三味药组成，只在量上把原有的干姜剂量加一倍，就易名为通脉四逆汤。前者治四肢逆冷，后者治四肢发热。类似这样，一个方剂中剂量的变化可以引起质的变化而所治病证也不同的例子在《伤寒论》中还有很多：如麻黄汤与还魂汤，同是由麻黄、桂枝、杏仁、甘草四味药组成，只因在质上有变易，麻黄汤用的是桂枝，还魂汤不用桂枝而用桂心，因此它的适应对象也就变了，前者是治伤寒无汗，后者是治猝死客忤。这岂不是微妙的质变吗？又如小半夏汤与生姜半夏汤，同样是生姜、半夏两味药，只因在量上有了差异，因而在质上也就不同：前者用生姜同煎，可治支饮、黄疸；后者只取姜汁同煎，用以治喘，似哕，似呕。这就是质量互变，治症迥别。又如桂枝麻黄各半汤，与桂枝二麻黄一汤，药剂相同，只是剂量不同。前方的麻黄剂量只占桂枝的三分之一，就可以治疗症如疟状，一日二三次发作，治以小汗；后者麻黄剂量占桂枝的二分之一，治以微汗，说明量变而质变，治证也随之而异。又如桂枝汤与新加汤，同是一样的药剂，新加汤重用芍药、生姜再加人参一味就变成了量变的情况，因此桂枝汤是治中风有汗，解肌和营卫，而新加汤是治汗后营虚身体疼痛。又如桂枝加桂汤，可以治奔豚证，在原有的方剂上加重桂枝的剂量，也就显出量变的不同效能。又如桂枝去桂加茯苓白术汤，明明是去了主药的桂枝，还要称"桂枝条"，这难道不是质量互变的明证吗？总的说来，桂枝汤一方，在《伤寒论》中，其加减变化，可成为二十三个本证与二十八个变证的方剂，亦不过是"量变"或"质变"发生不同治疗效能的说明。质量互变的例子很多，这里不过只举出几个例子说明。由此可知，仲景方的组织结构是精密谨严的，有时方中大部分药相同，仅有一味药品出入耳，所治病证就大不相同。更有药味尽同，只是剂量不同，所治病证，也就不同。还有病证本质相同，而表现病形不同；又有虽然表现许多现象，但综合归纳起来只是一个病证。在治疗上，前者可用一方或一法来统治，后者却要采用合方、合法甚至多种治法，而且在治疗中还要机动灵活，适当地随病情变化而加减变化，这样才能取得疗效，不致被现象所蒙蔽。

以上所举例子，都有量变或质变，或质量互变的精义，可以举一反三，看出中医学中方剂组织是符合质量互变规律的。

由上述可知，中医治病是如何的机动灵活，使用的方剂药物是根据辨证论治的精神为依据。辨别和掌握疾病的本质，从而针对其本质使用适当的方药，才能治好病。若妄想以一病去找一药，或以一方去对一病那是徒劳的。须知中医治疗一个病，首先辨证，方随证变，就没有从头到尾使用一方、一药、一法的，方药要随着证候去变，这就是机动灵活，这才是科学的、符合客观规律的。

科学的方法论，就是把一切事情，看作时时刻刻都在不断地运动、变化和发展的。刻舟求剑、削足适履的做法，是不符合客观实际的，也是不符合唯物辩证法的。根据质量互变规律，治疗方法有正治、反治、治标、治本以及汗、吐、下、和、温、清、补、消八法等。药之与病都各有其矛盾与变动，如以不变应万变，只能这样来解释：在面临着一个困难问题时，坚持自己的卓识定见而不变，但在解决问题时却是要灵活机动的。所以不能采用死板疗法，某一种药是治某一病的有效药，但如某病过了一定时候，或者病在体质有了变化，反而成了毒药。所以不能妄想以一方一药治疗错综复杂、变化多端的病证，必须因人、因地、因时制宜去治疗。

三、否定之否定规律与中医学

否定之否定规律，是根据上面两个规律，说明一切事物在它内部的发展过程中，都会表现为它因自身变化而来的否定，跟着又在继续发展中，再扬弃这一否定，而成为否定之否定，因而就进入较高级的统一阶段。不过，要注意的是不要把它看成单是连续不断的循环进化，也不可以把前面的否定，看作被消灭的意思。

例如，"物质的可分性"，在历史上被否认过，因为有人说，分子是物质的最后的不可分割的单位，但是后来通过科学实验，证实分子可以再分，原子出现了。这时，又有人说，原子是不可分的最小单位。但是，科学的进一步发展证明，原子也是可以分的，而且是永远不可穷尽的。这也说明了人们的认识是不断发展的。

这个"否定之否定"规律，运用到中医学上来，也是完全适用的。以《伤寒论》为例，如"阳厥"一证，先用甘草干姜汤"辛甘化阳"以复其阳，再用芍药甘草汤"苦甘化阴"复其阴。后者的药性与前者完全相反，前者被后者否定了，但在治疗的过程中，前者是后者取得疗效的先决条件，疗效也就相对提高了一步。

又如，在一个方剂中，如白通汤加猪胆汁、人尿，通脉四逆加猪胆汁、人尿汤，本来是以大热剂治大寒证，就是一个否定性的，只因虚热在上，拒而不纳，不能不先用大寒性的胆汁、人尿作为第一个否定，之后再用姜、附去发挥第二个否定的效力。

此外，如桂枝汤的组织是具有否定性的内容，辛甘化阳的桂枝、甘草，要被苦甘化阴的芍药、甘草所否定，而芍药、甘草又被第二个辛甘化阳的生姜、大枣所否定。这样桂枝汤才能达到燮理阴阳、调和营卫的作用。

从这些例子可见，我们研究唯物辩证法，若不知道对立与统一为何物，自然也不会知道运动、发展、变化一连串的规律了，那还有什么否定了又再否定可说呢？

第二讲

唯物辩证法诸方法
与中医学的关系

    马克思主义哲学与一切旧哲学截然不同。前者既是唯物的，又是辩证的，因而它是科学的；后者则或者是唯心的，或者是形而上学的，因而是不科学的。马克思主义的唯物辩证法是我们研究中医学的唯一科学的方法论。

    那么，什么是方法论呢？马克思主义告诉我们，所谓世界观就是对世界的总的看法。用这样一个总的看法，来认识世界和改造世界，用它来作指导，来研究、分析和解决具体问题或事物，这就是方法论。所以，唯物辩证法既是科学的世界观，又是科学的方法论，在唯物辩证法中二者是统一的。此外，再无什么单独存在的科学的方法论了。

    那么，唯物辩证法又都有哪些方法呢？我们说，唯物辩证法的具体方法当然很多，不过，总的来说，最本质的东西就是用全面的、联系的和发展的观点去看问题。在前面一讲，我们已经运用辩证法的三条基本规律，对中医学的一些基本理论从发展上做了一番说明；现在，在这一讲里，我们再从"全面性"和"联系性"上，进一步谈一些问题。此外，还有许多方法，如"分析与综合""演绎与归纳""抽象与具体""现象与本质""形式与内容""根据与条件""必然与偶然""可能与现实"等哲学范畴，也就是我们认识中医理论的最好方法。下面，试就这样一些问题，来进一步探讨一下中医学中的辩证方法。

一、全面性与中医学

全面性是说观察、认识、判断、分析事物必须要从全面着眼，决不可限于片面的问题，要把事物或现象表现出来的部分，视成为整体的一部分，要把各方面的认识连贯起来，才可能明确事物的真相。

马克思主义的哲学见解是时时注意全面性的。毛主席说："……不了解矛盾各方的特点，这就叫作片面地看问题，或者叫作只看见局部，不看见全体，只看见树木，不看见森林。"为此，毛主席深刻批判了片面性，指出："所谓片面性，就是不知道全面地看问题。"易希金柯在对于分析综合法的解释中也说，离开全面分析，就要变成死的。以上这些名言就告诉我们，对于一切事物的观察、认识、判断、分析必须有全面的观点，必须从全体方面去考虑他，对问题的解决才能得到正确的结果。

结合运用到中医学里，中医治病更是从整体观念着眼的，强调人体内部的统一性，也重视人体与外界环境的统一性。中医考虑问题不单从局部的病痛去着想，对疾病的诊断、处理更重视它的内外联系，既注意疾病的现象，更注意疾病的本质，还要知道病情的运动和发展。中医能治好病，就绝不是片面点滴的形式主义。

仲景《伤寒论》中的全面性，是以阴阳对立统一的道理来说明病变，认识到一切疾病的发生是由于阴阳的偏盛失调而引起，但若仅用阴阳这个对立统一的法则，在疾病发生发展变化的过程中，有时就不能把其中的发展变化全面地分析清楚，所以还要用五行学说来说明事物内在的联系，以此更好更全面地去认识问题，说明问题。全面性是一切事物运动发展变化过程中不可或缺的重要法则。

《伤寒论》正是运用了阴阳学说，求出分经辨证，因证立方，创立了三百九十七法，一百一十三方，掌握了朴素的唯物辩证法，不以分段的、孤立的、片面的观点来看待疾病，而是以整体的互相联系的观念来对待疾病，所以才能在错综复杂、千变万化的证候中，定出气血、寒热、标本、虚实，等等，来具体地揭示出疾病的性质与发病的程度，从而做出全面性的处理。这是全面性的标帜。把生命有机体看作是统一的整体，局部与整体刻刻相关，局部必影响整体，全身的不调也会显现于局部，治疗整体，局部的病变就会消失，这就是"治病必求其本"的精神。所以治无常法，医无常方，药无常品，主要因为病无常形，唯变所适，灵活变动，毫不偏执。

再谈到方剂的组织，自然要求运用组织的全面性，去适应病情的全面性。以运动去对运动，以变化去对变化，以分合去对分合，这就更体现了一种生动的全面性了。

再由病证的具体情况来举例说明，比如阳盛阴虚或阴盛阳虚的人，见头晕耳鸣、眼花牙痛、咽干燥或血压偏高的上部症状，同时又见胸闷、心悸、胃纳减少、咳嗽喘息的中部症状，兼腰酸痛脚软、下肢无力、溲长阳痿的下部症状，那么多的症状，究竟要从何处入手？如果没有整体观念，势必看成各不相干的症候群，以致孤立片面地做出治疗，头痛医头，脚痛医脚。有时由于机能性所形成的器质性的病，通过调整机体的整体方面，即可达到局部病变的治愈；相反，舍本逐末，倒因为果，只着重局部的治疗，扬汤止沸，病何能愈？准此原则，由全面性的整体观念入手，审查虚实，属阳虚者使用扶阳温肾，属阴虚者使用益阴滋肾，矛盾虽多，抓住主要矛盾着手解决，无不效如桴鼓，覆杯而愈。这正说明，局部病证与全身有不可分割的联系。巴甫洛夫的神经病理学说的科学性，也正体现了这一整体观念。中医学在几千年中能够成为有价值的科学，就是全面性地看问题合乎辩证的真理。马克思说，人应在实践中证明真理，证明整个思想的全面性、实际性与力量。黑格尔说，每个真理应该是具体的。中医学中的真理，由于医学指导思想的全面性，是通过反复实践的考验而得出来的，所以它是全面的、具体的、符合事物的实际性的，所以它能战胜疾病，消灭疾病。

二、联系性与中医学

联系性较全面性更深一层。联系性有外部联系与内部联系之分，唯物辩证法尤其偏重于内部联系，所以说"事物的有联系是辩证法的一条主要规律"。为了掌握事物的内在联系，便需善于抓住本质联系，善于区别主要联系和次要联系，善于找出各现象之间的因果联系。毛主席说："如果只是口头上讲联系，行动上又不实行联系，那么，讲一百年也还是无益的。"这就说明事物的向前推进、发展，除了需做到全面性一点之外，还要有联系性这样一面。

现在试把联系性运用到中医学中所重视的气化理论和医药关系来讨论一下。

医和药本是一个体系，医能医病，全要靠药，所以医和药是一个联系，药与病是一个联系，药变成方后才能医病，所以方与病也是一个联系，《素问》中指出"治有缓急，方有大小"，金代成无己，推广此义制定"七方"，宋代《圣济总录》又演为"十剂"。医生不仅要掌握病证的发展与变化（在病证的本身互相间更各自有其联系），更主要的是要重视药物与方剂的联系。

《伤寒论》中的方剂，其用药的微妙，配伍的适宜，按法服用，可以缩短疗程，早期治愈。其中的许多主要方剂，就是能够很好地来掌握"联系性"的实例，斟酌损益，权衡轻重，是非常适当的。这完全是从实践中做好了各方面的联系，不与实际脱离，才能使这些方剂，在组合上，法度谨严，非特殊情况药味不可轻移，就是剂量也难以增减。

例如吴茱萸四逆汤治干呕、头痛，是由中而治上；四逆汤治下利清谷，是由中而治下；理中汤治上吐下泻，是由中而兼治上下。又如：桂枝汤急于解表，调和营卫，由外而治中；妊娠首方也用桂枝汤，是由中治外；承气汤急于救里，由中而治内；桂枝人参汤，治外热内寒，由中而兼治内外；还有通脉四逆汤，治下利面赤，表热里寒，是由中而统治其内外上下，是更全面的联系了。

上面这些例子，说明全面性和联系性，是中医学中的重要精神实质内容之一，现在再举许多经方的灵活运用，做进一步的说明。

毛主席说："辩证唯物论之所以为普遍真理，在于经过无论什么人的实践都不能逃出它的范围。"中医学中的许多法则规律也正是这样，唯其人人都可以实践的，才算是真正有价值的科学。

例如，葛根汤一方既可治因感冒发生的眼结膜炎，也可以治因感冒而发生的下痢肠炎，更可以治两乳红肿发热的乳腺炎，并能治肌肤突然起红疹的荨麻疹，这是表、里、内、外、上、下都可以发生联系的例子。从此可见，异病同治体现了机体整体性和全面联系性。

白虎汤一方治渴欲饮水无表证者，也可以治谵语遗尿，口不仁面垢的三阳并病。用白虎汤专清阳明之热，抓住了这一个主要矛盾，三阳并病的主要矛盾在"热"，通过"清热"解决主要矛盾，一热清而三病立解。这是本质和现象的联系，在现象中去找出它的本质，从而做出有效的处理。白虎汤又治心下一寸间发生疮疾，红肿痛甚的炎症，也可治背恶寒的伏热证，这就是前后并治的联系。

大承气汤一方，本是治胃家实的主方，又可治咳嗽声如洪钟的炎热证，这是治疗肠与胃与肺的联系的方剂。

四逆汤一方，上面已经谈过，现在为了说明联系，再进一步提出来研究一下。因此方功用颇多，若能掌握它的要点，只此一方即可治疗多种疑难大病，只须在原方的基础上根据病情适当加减，它的功用更是无穷尽的。《伤寒论》中此方可治疗下利清谷，三阴厥逆，恶寒脉沉而微者，如果灵活运用此方，认定是由于元阳不足，生理机能衰退，阳虚阴盛，证非有余的，其适应证就不限于《伤寒论》中所说的治下利清谷等症，就可以用来治疗下面这么多的病况，诸如：头脑冷症，气喘痰咳症，耳肿皮色如常症，舌黑唇焦不渴少神症，面赤发热、汗出抽掣症，喉痛畏寒脚冷症，足心发热不渴尿多症，大便下血气短少神症，头摇面白少神症，背冷目瞑症，舌肿硬面青症，唇肿面赤不渴症，鼻涕如注面白少神症，尿多症，周身发热起包块皮色如常症，周身忽现红片如云不热不渴症，面目白睛青色症，面目赤雾缕缕微胀不痛症，等等。此方能治疗的病证很多，不能尽述。要问为什么用此方能够治疗上面所举的这么多的病，而且都能够取得一定的疗效呢？主要原因，就是少阴是寒水交会之地，元气之根，人身之主，不论什么病，到了此际生气衰极，病至于根，所以仲景之四逆汤方究竟还是为了挽救这点元气。四逆汤能治三阴厥逆，可知这点元气彻上彻下，包罗甚广，不独是专门是为少阴立法！

我们研究中医学，就要了解中医的精义，从整体观念出发，从唯物辩证的规律出发，从机体气化一元论的认识出发，无论机体多么错综复杂，内外、表里、上下所显现出的证候是多么使人迷惑，我们都能够从容不迫地去伪存真，绰有余裕地来适当处理，有充分的把握将病治好。至于治法中所谓"上病下取""下病上取"等更属于联系的明证。如是所述，可以看出运用"联系性"这一法则来解释说明中医治病的道理是非常有价值的。

上面所提到的气化一元论，须要再补充说一下。举例说，如中医学中对于有些失眠症，对于它致病的原因，常用"心肾不交"这一术语来解释，在治疗上也只要用交心肾的法则来给予适当的方药，就能把失眠治好。心与肾在中医不是作为一个各自为政的个体来看待的，心肾相交，是生理是必需，心肾不交是病理，由不交而使之交是医理。它之所以能交，就是有赖于气化的作用。此理已详见一般中医学中，此处不多说。这个"气化"是要机体有生气存在才会存在的，是符合客观事实存在的，不是在没有生气的尸体解剖上可以寻找得到的，正如经络学说中所说的分布在人体上的十四条经络的循行路线，证明今天经络测定器的发明使用，是有其一定的科学性的，同样这十四条经络的循行路线，在尸体解剖上，也找不到的。

三、分析综合与中医学

以研究物质或逻辑的对象为目的，而将此对象分解为各个组成部分的方法，就叫作分析法，反之便是综合法。黑格尔说，哲学的方法，是分析的，同时也是综合的。恩格斯说，没有分析，就没有综合。

先用分析法来看中医学，在中医学中，无论是论病论药，或论诊断治疗、方剂等，都充分体现了分析法这个方法。试拿方剂学及证候学来说。如利水的方法，有开始就具有热象而小便不利的，用白虎加人参汤的清火生津利水法；有发热小便不利的，用猪苓汤的滋阴利水法；更有发热而渴，脉浮小便不利的，用五苓散的解表利水法；更有发黄小便不利，用茵陈蒿汤的泄黄利水法。这便是四个同样小便不利的病，竟是用四个不同样的"清火""滋阴""化气""泄黄"的方剂。绝不为了一个小便不利，不分别它的本质如何便笼统地一概使用利尿药来作为治疗。这就叫具体问题，具体分析，从而也就能够具体地得到解决。

此外又如同是治腹水的方剂，有因风而火郁的用大青龙汤，有因寒而水停的用小青龙汤，寒而水气在腹的用真武汤。其分析是多么细致精密。他如上面所谈过的四逆汤，以及感冒、泄泻、疟疾、咳嗽、黄疸……所有一切证候和不少方剂，都体现了这种方法的正确性。例子太多，不胜枚举。

再由综合法来看，仍举仲景方为例，如桂甘姜枣麻辛附子汤，是在桂枝去芍药汤的基础上加上麻辛附子汤的综合，是属治疗太阳少阴合病的大剂，柴胡桂枝干姜汤又是三阳合病的综合方剂。又有方名从表面来看是合，但药品不合的，如葛根黄连黄芩汤，好像是葛根汤、黄连汤、黄芩汤三方的综合，其实药品并不合。又如大青龙汤，实是麻黄汤与越婢汤的综合，方名不合而药品却合。此外有方名与药品均合的，如柴胡桂枝汤就是小柴胡汤与桂枝汤各半的综合。

推而论之，《伤寒论》中一百一十三方都是在运用分析法来看问题，处方用药，做到恰如其分，而又是汗、吐、下、和、温、清、补、消八法运用的综合，而八法又是表病、里病、经病三类的综合。总的来说，仲景《伤寒论》其方剂的配伍主治，完全是根据机体的阴阳、虚实、表里、寒热等病情如何，以分析法为依据，又以综合的药物配制成方，既可治正面的症状，并治变证、旁证、并证，既分析又综合，综合又离不开分析。

四、演绎归纳与中医学

演绎法来自古代大哲学家亚里士多德，是由从一般性前提出发，通过推论即"演绎"，得出具体结论的过程。而归纳法与之相对。这里借来结合说明一下中医学方面与之有关的内容。

例如《伤寒论》第一个方剂桂枝汤，能由这一方而演绎出二十三个主治不同证候的方剂，再由桂枝汤加减而演绎成另外二十八个变方。此外，在本方本药中来演绎，如桂枝加桂汤演绎为治奔豚的复方，桂枝加芍药汤演绎为治太阳误下腹满时痛太阴虚证的变方。反之，桂枝去桂加茯苓白术汤演绎治太阳误下，心下满微痛，小便不利，水气停滞的变方，或桂枝去芍药加附子汤演绎治太阳误下脉促胸满微恶寒卫阳虚的变方。由桂枝汤灵活加减应用的演绎，莫不各有其特殊症状可据。

又如猪苓汤为育阴退热利尿剂，但其症状表现在表的，症见脉浮发热、口渴、小便不利，其症状不表现于表而表现于里的，症见下利、咳嗽、呕吐、口渴、心烦、不眠等，都可以用此方治疗，尤其对里证的治疗有相当的疗效。推而至于小便淋漓，脓血与膀胱蓄热有痉挛现象的，均可用此方治疗。从此药方表里关系来看，可知肺肾相生，异病同治的思想。

再如，大承气汤为泻下剂，但其症状表现在表位的症见汗出、谵语、不食、便秘，由表位去治疗是大承气汤的正治，若其症状表现在里面的症见下利青色，胸闷痛，口干，舌燥，这是由里的一面去治疗，大承气汤同样适用。由此方所治表里关系上看，便秘与下利症属不同而能用同一处方收效，是演绎法研究异病同治的法则。

与之相反的归纳法是英国哲学家培根所提出，通过观察和总结具体事实，从中归纳出普遍规律或结论的方法。这里借《伤寒论》中的方剂来具体说明一下，例如除了在症候群上分为六经纲领的太阳证、阳明证、少阳证……外，方剂上还有所谓的桂枝系、麻黄系、结胸系、泻心系、抵当系、承气系……这是归纳法的具体标志。近代研究《伤寒论》的中医专家包识生，更把太阳证的方剂归纳成为两个系统，就是青龙系和真武系。青龙系是用来专治风寒伤表的表实方剂，以祛除表邪为主的桂枝汤、麻黄汤、葛根汤等方，都属于这一个系统。真武系是治风寒伤表的表虚方剂，以扶持正气为主的桂枝甘草汤、芍药甘草汤、五苓散等方，都属于这一个系统。在诊断上去进行辨证论治时，一概可从这个方法去找线索。不能不说他也是善于应用归纳法的一位医家。

至于《伤寒论》中使用附子的方剂，也可以归纳为二十个。内中用生附子的共六方，六方之中如干姜附子汤、茯苓四逆汤、四逆汤三证，都是用来治疗表病误治而内陷少阴的，其余三证皆少阴自病，而干姜附子汤、茯苓四逆汤、通脉四逆汤三方所治皆有发热表现。

其他如程钟龄，把一切病证根据伤寒六经症候群归纳为阴阳、表里、寒热、虚实——为八纲，治法分为汗、吐、下、和、温、清、补、消——为八法。这样就可以在错综复杂、变化多端的证候中，掌握八纲与八法执简驭繁，来应付万变的证候，更是简单明白之至。

再如《内经》与《伤寒论》二书，其分别在：《伤寒论》是从病证实际出发，归纳总结与证相应的辨治法则；而《内经》注重演绎，是从阴阳五行学说，人与自然相适应的观念，以及奇经八脉、十二经脉、十五络脉、营卫生成与循行等理论阐述人体生理，从而进一步来说明病理现象。所以《内经》一书，是从生理方面藉上述理论演绎出病理象征的。

五、抽象具体与中医学

抽象又称舍象，以抽其同而舍其不同。当我们要研究现象时，必借助思维，而抽出一般的本质的特征，便是抽象。这在《伤寒论》中体现出来的首先是命名为"抵当""承气""救逆""风引"之类的方剂，与"阳旦证""百合证""二阳合病""三阳并病"之类的证候，都足以代表这种抽象的说明。

他如"燥湿""泻火""攻里"，以及"虚者实之""实者虚之"等治疗法则，以及在方证中柴胡桂枝汤之"外未去"，十枣汤证之"里未和"，小柴胡汤证的"半表半里"，真武汤证的"振振欲擗地"，等等，都属抽象的说法。尤其气化与阴阳的中心思想，简直是把整个中医最高原理弄成抽象化的代表。

反之则是具体，中医表现得最具体的莫如方剂，多半是用具体的药名来命，如：一味药的甘草汤，两味药的甘草附子汤，三味药的麻黄甘草附子汤，四味药的桂枝茯苓白术甘草汤，五味药的厚朴生姜甘草半夏人参汤，六味药的苓甘五味姜辛半夏汤，七味药的桂甘姜枣麻辛附子汤，八味药的苓桂味姜辛夏杏黄汤，等等皆是。

还有具体针对病证命名如：排脓汤、温胆汤、下瘀血汤等。至于在诊断上，如白通加猪胆汁汤则说："服汤，脉暴出者死，微续者生。"这是很具体的说明。

总之，中医学由"抽象"到"具体"，乃是借助抽象思维来进一步掌握具体东西，完全一个从"实"字出发。

六、现象本质与中医学

"现象"与"本质"本是一个表里统一体，本应该有什么本质反映出什么样的现象，但在某些情况下，往往相去天渊，犹如青云直上与一泻千里的不同。要认识到本质，不能不借重比感性认识更深一层的理性认识来分析。例如诊断舌苔，虽然最初只看到舌苔的或白，或黄，或红，或紫，或黑，等等，这只是表面舌象；但还要进一步分辨是润，还是燥，才能确定舌证为寒、为热、属虚、属实、在表、在里——也就是断定它的本质了。最初看到的只是现象，最后确定它的性质就是本质了。

中医的诊断方法，虽然没有使用完整的一套机械，但几千年来，在与疾病做斗争中，不断积累了不少宝贵的丰富的诊断经验，是通过实践而符合实际的。就如少阴证所显现出来的一系列的"脉微细，但欲寐，蜷卧，身重如山，汗出如油"等现象，通过中医辨证为"阴证"。又如乌梅丸证中的"热深厥深，热微厥微"的症状，厥深与厥微是现象，而热深与热微是本质了。说明肤表越冷而内部越热，现象与本质恰恰相反。例如《伤寒论》第 11 条："病人身大热，反欲得衣者，热在皮肤，寒在骨髓也；身大寒，反不欲近衣者，寒在皮肤，热在骨髓也。"这足以说明现象与本质恰恰会出现相反的表现。又如：烦躁欲死，坐卧欲在泥水中的脱阳证，与大实证候的攀屋登高的现象，从表面看来，似乎症象相类，其实在本质上就有极大区别。所以我们研究伤寒，要能够把各种证候的现象与本质，常常在心中体会，才能够在面临大证或危证时当机立断，分清楚哪些是现象、哪些是本质，绝不要被现象迷惑了本质，若把现象当作本质作为治疗的依据，后果就不堪设想了。

又如外科的许多常见疾病，如疮痈一类也常常有现象与本质的不同，因这类病的病形虽现于外，其实是发于内的，所以有"外科性内科病"的说法。故治疗疮痈一类的外科病，通常使用内科的治疗原则如"托里定痛""托里生肌""托里排脓"一类的方剂；尤其是五官科范围的病证，也多半是内部脏腑病证的外部表现。若不掌握这一道理，只看现象，不重本质，把人体各个器官，截然分开进行治疗，是不能取得疗效的。

所以说，中医辨证论治把现象与本质的区别看得非常重要，古人说："见痰休治痰，见血休治血，无汗不发汗，有热莫攻热，喘生勿耗气，精遗勿涩泄，明得个中趣，方为医中杰。"这是含有多么深长的意义！所谓"个中趣"，就是辨证的关键所在，唯一的标志是分清什么是现象，什么是本质。

七、形式内容与中医学

形式与内容，是和现象与本质不同的，因为现象有现象自身的形式与内容，本质另有本质的形式与内容。再进一步言之，现象与本质比较单纯，是静态的；形式与内容是比较多样，是动态的。而且本质对现象比较少变化，而内容对形式比较多变化。但形式与内容，它和现象与本质一样，在表面上同是常常不相符合，而且常常是相反的。

这种情况，也只有在经方中，才能够替它找到最完美的注脚。如四逆汤与通脉四逆汤证，一是手足逆冷，一是面赤，身反不恶寒，在病形上有相反之处，然在内容上，同是少阴下利的大寒证候。两个方剂同是由附子、甘草、干姜三味药组成，但药味剂量不同。又如通脉四逆汤与当归四逆汤证，同是一样的手足寒冷，只因一个是脉微欲绝，一个是脉细欲绝，在形式上好像很相似，然而在内容上，脉微属于气虚，脉细属于血虚。故此二方，一个是重在补气的附子、干姜，一个却是重在补血的当归、大枣。统观这三个方剂，同名四逆汤，同治四逆汤证，但一则形式相反而内容相同，一则形式相同而内容相反。这足以看出辨证论治之严谨精妙。

其他，如同样是大便泄利，有用葛根汤者，有用葛根芩连汤者，有用真武汤者，有用大承气汤者，这些方剂在形式上，同是治泄利，而泄利的内容却千差万别、大不相同，而且是变动不居的。

再如麻黄汤治喘息，小青龙汤、大青龙汤也治喘息，但各方所治的喘息其内容也是不相同的。麻黄汤治的是表寒凌肺的喘息，小青龙汤治的是寒而水停的喘息，大青龙汤治的是风寒火郁的喘息。三方治的喘息在形式上虽相同，而在内容上则大为相反。所以我们要善于分辨症状的形式与内容，使用适当的方剂来适应病证的内容。当症状已经转变时，若治法不能随之转变，必然导致病情的恶化。

再如，脉案，有些真寒假热证的脉象往往会比真正内热的热证还要搏动得快些，若不参合其他的望诊、闻诊、问诊做全面的诊断，稍一疏忽，就会做出片面的错误诊断，错误地用药。

八、根据条件与中医学

"根据"也称为理由，是把它当作过程的初端来考察本质，所以当研究每一个事物的对象时，就应该从"根据"来认识，进而深入到对象底蕴去研究，找出其产生的条件。这反映在中医的经方上，就应该把根据性放在主治方面，而条件只是一种附带。因为在主治方面，一则方剂的组织，必须具有君臣佐使；再则方剂的结构，必须要有专一的对象；三则方剂的变化，必须要有独立的命名。除此之外，都属于附带的条件而已。还有最易比较的，莫如把"方法"二字作为根据与条件之当然解释，那么，方就是"根据"，法只是"条件"。这种关于"法"的引证，如"加减法""煎药法""服药法"……在"加减法"中，如四逆汤证中的腹中痛加附子、越婢汤证恶风者加附子、三黄汤证的先有寒者加附子、桂枝去芍药汤证的微恶寒者加附子、竹叶汤证的颈项强者加附子、理中丸证的腹满者去术加附子……凡此所加之药的条件皆相同，而所根据之病就皆不同了。

一个病证之必有加减，方就是它的根据；药味之有加减，法就是它的条件。这真是如影随形一样，《伤寒》方对于此点之微妙，不胜枚举，又比如通脉四逆汤证的腹中痛是去葱白加芍药，小柴胡汤证的腹中痛是去黄芩加芍药，这又是所加的药的条件相同，而所减的药的根据却又不同了。

因此可以看出，《伤寒论》的方剂，是有条不紊，法度严谨，是值得研究的，尤其在配伍和主治方面，其理论完全是根据阴阳、表里、寒热、虚实、内外等病证如何来运用综合的方剂，以药物的或加或减为条件，来应付病证的变化，所谓"证万变，药亦万变"。有病同而病的条件不同，有病异而病的结果不异的，或有病同而药绝对不同，病异而药绝对不异的。这种朴素的辩证法则与只知使用一味药、一个方，静止死板地应付千变万化、变动不居的活证的疗法，不可同日而语。

其次再谈谈"煎药法"。在煎药法中，要分别使用大火、微火、文火、武火，姑不置论。就是用水方面，如百合知母汤内必用泉水，麻黄连翘赤小豆汤必用潦水，泽漆汤必用东流水，风引汤必用井花水，苓桂草枣汤必用甘澜水，枳实栀子豉汤必用清浆水，泻心汤必用麻沸水，柏叶汤必用马通汁，下瘀血汤必用酒，炙甘草汤必用酒和水，防己地黄汤只用酒渍取汁，附子泻心汤的黄连黄芩只用渍、附子则用汁，大半夏汤必用水和蜜，硝石矾石散必用麦粥，等等，都是必要的条件性。

再次，在服药法中，分为顿服、再服、三服、热服、冷服、咽服，姑不置论。其他的附带条件，如服桂枝汤、大建中汤、桂枝加黄芪汤后，必须啜粥，温覆取微汗；服麻黄汤、葛根汤、大青龙汤、麻黄加术汤、枳实栀子豉汤后必重覆取汗,不须啜粥;服五苓散后,必多饮暖水;服白术散后饮以醋浆水;用百合洗方后,必食以煮饼;服侯氏黑散后,常宜冷食……这都是一些帮助增强疗效的重要条件。有时条件还重于根据,若只知妄用成方,妄服成药,那也是危险的。

九、必然偶然与中医学

必然与偶然,意义较为明显。一般唯心论的哲学家,尤其是宗教家,常常根据宿命论的气数观念,认为必然性是绝对的,而否认了偶然性。

结合到治疗疾病过程来看,根据其病情发展的趋势,提出预后,有"预后良好",有"预后不良",良好和不良,都是属于"必然性"。但在必然中也有偶然的存在。例如:一个外感病证的发生,常因病前预防不慎,因伤风、受寒、中暑、更衣、沐浴而患病于顷刻之间,这是由偶然形成而转变为必然的趋势。

例如《灵枢》"风雨寒热,不得虚,邪不能独伤人。卒然逢疾风暴雨而不病者，盖无虚，故邪不能独伤人。""邪"是致病因素，伤人是必然性，不伤人是偶然性，伤与不伤，全由正气虚与不虚而定，所以，治疗上必须避免主观片面。若肯定了病名作为治疗的唯一依据，不管证候的转变如何，身体抵抗力如何，盲目治疗，那是要失败的。在未病之前着重预防，既病之后，重视增强抵抗力以消灭病原，即是扶正祛邪，以正气来战胜病邪为主。如疟疾的治疗原则，无论针灸和药物或针药并用，所以有疗效，其理由即在扶正祛邪。

此外，除了重视人体自身抵抗力的内在因素外，同时还重视地点、时间、气候、水土等外在因素，是既重视必然性，同时也重视偶然性。再举《伤寒论》为例，如麻黄汤证"或已发热，或未发热，必恶寒"，桂麻各半汤证"身必痒"，桂枝二麻黄一汤证"汗出必解"，小承气汤证"阳明病……若不转矢气者，此但初头硬后必溏，不可攻之，攻之必腹满不能食也"，茵陈蒿汤证"身必发黄"，三物白散证"病在膈上必吐，在膈下必利"，又如"淋家不可发汗，发汗必便血"……这些必然性的肯定，是根据大量存在的事实和条件，经实践的考验，明显地指出这些在发展中成了支配倾向的必然性，才能在辨证论治中做出正确的处理。

又如"偶然性",在大青龙汤证说"乍有轻时"或"乍在腹中""乍在四肢",大承气汤证说"乍难乍易"等。这又是不会发生支配倾向而说的"偶然性"。

不过偶然性本身,也有某种的必然性,又称为外在的必然性。若我们否定了偶然,又把必然看成是没有发展的死象,自然更无从得知它转化作用的一切了。

十、可能现实与中医学

可能性在逻辑上,只认为是现实性的一个阶段。可能性绝不是只依赖几个陈方独剂,当面临病证时,对于认识病候,只能妄事推测,以药试病,可能是这样,又可能是那样。在哲学上的可能性是要能转向事实的,并要在它转向的过程中成为必然的东西。这就可以转化为现实性。至于"可能性"在《伤寒》方中所表现的,如"可与桂枝汤""可发汗",或是"咽痛者,可与甘草汤,不差者,与桔梗汤",或"先与小建中汤,不差者,小柴胡汤主之"……这才是真正的可能性,再进而决定于各种重要条件,就成为现实性。如阳明证与少阴证,皆有三急下证,便是最现实的现实性了。

在阳证中，"阳明病，发热，汗多者，急下之"，在少阴证中，"六七日腹满不大便者，急下之"，等等，都是在针对紧急状态的现实出发。

　　总之，以上所说的哲学中的这些方法，不单是纯粹有关于理论上的问题，也是临床实践工作中的根本方法。若把这些辩证方法，运用在诊治疾病上作为一个认识问题、分析问题的工具，是有莫大作用的，因为诊断病情，而病情的变化发展，是绝不以个人的主观意志为转移的，病情变化是那样错综复杂，生理的机能又是极其微妙。只有运用辩证法来帮助观察、分析，才能更好地凭证用药，再以适当的方剂来对证下药，就可收到更高的疗效。

　　以上两讲应用了唯物辩证法中的一些规律和方法，以《伤寒论》的理、法、方、药为例，试图说明有关中医学中的部分精神实质。下面，再进一步来说明为什么要这样重视《伤寒论》，《伤寒论》究竟有多大价值，它的科学性怎样。

第三讲

《伤寒论》的科学性

　　《伤寒论》是东汉时期张仲景的著作，约成于公元三世纪初叶，距今已一千七百多年了。它在中医学中向来被推为方书之祖、辨证论治的典范，直到今天还指导着中医的临床实践。它是在《内经》《难经》等中医古典著作的理论基础上，进一步总结了前人的医学理论和实践经验，创造性地确立六经的纲领，使祖国医学中的"辨证论治"的原则方法，形成了一个更为系统和完整的特有体系。

　　《伤寒论》的原名是《伤寒杂病论》，内容包括伤寒和杂病两个部分，后世分开流传，杂病部分名为《金匮要略方论》，《伤寒论》则是治疗多种急性传染病的专论。所谓"伤寒"有广、狭两个意义，《内经》说："今夫热病者，皆伤寒之类也。"张子和说："春之温病，夏之暑病，秋之疟痢，冬之寒气及咳嗽，总名伤寒。"可见，狭义的伤寒，就是感受寒冷气候而引起的疾患；广义的伤寒，就是包括四时风、寒、暑、湿、燥、火等证在内，如《难经》说："伤寒有五，有中风，有伤寒，有湿温，有热病，有温病。"所以《伤寒论》所说的伤寒，是广义的伤寒，而不是现代由伤寒杆菌引起的伤寒。《伤寒论》三百九十七法，一百一十三方，随病证变化，灵活运用，都有一定的法度。《伤寒论》中常提到"观其脉证，知犯何逆，随证治之"，就是辨证论治的基本法则。用这种有原则性的基本法则，不单用来治伤寒有效，用来治其他任何病也同样有效。因为"辨证论治"这样有原则性的基本法则，是能够具体帮助我们认识和处理任何疾病的，并在思想方法上有非常可靠的根据，因为它是科学的，是符合客观真理的。现在我试图从《伤寒论》的有理论、有定律、有体系、有运动、有变化、有发展这六个方面，来进一步探讨它的科学性。

一、《伤寒论》的内容是有理论的

理论之"理"应该是真理的"理"，也就是真理只有一个的理。真理既然只有一个，是非就不能并存。若再要追问一下，唯物辩证法告诉我们：真理是客观对象的现实性在知识上的反映。毛主席说："真正的理论在世界上只有一种，就是从客观实际抽出来又在客观实际中得到了证明的理论。"并且有步骤地说："认识的过程，第一步，是开始接触外界事物，属于感觉的阶段，第二步是综合感觉的材料，加以整顿和改造，属于概念、判断和推理的阶段。只有感觉的材料十分丰富（不是零碎不全）和合于实际（不是错觉），才能根据这样的材料，造出正确的概念与理论来。"有了正确的理论，才能指导我们去正确地实践。

毛主席还说："判定认识理论之是否真理，不是依主观上觉得如何而定，而是依客观上社会实践的结果如何而定。"

把这些理论应用于中医学，我们说《伤寒论》的内容是有理论的，它的理论是属于真理的理论，从实际中来，又在千百年的实践中得到证明，直到今天，仍然正确地指导着我们的实践。例如以中医理论中具体代表阴阳的寒热而论，气候有寒天热天，地球有寒带热带，人身的体质有寒体热体……推而至于一切有机体，都具有此种通性。比如天气寒了，人们就会怕冷，天气热了，人们就会怕热。这都不是病态，而是生理上的正常现象。只有在病理上出现了寒热，我们才能把它看成病态来加以治疗，而将病体分为寒型和热型。

我认为寒热是万病的本质，阴阳是对立的形势，气化就是运动的原理。如表、里、虚、实，都是联系的规律，尽管证候千变万化、万缕千丝，终归要在寒热的相对性上来求到综合的解决。再用或温、或清、或补、或泻等诸多方法，针对寒热虚实来给予适当的医治，那么万病便无所遁形，一切问题都能迎刃而解了。如果只知从表面上或局部形式上来片面地认识问题，不管全身病变的发展与变化，必然会做出错误的医疗处理。在《伤寒论》六经证治的纲领中，最突出的就是不论是在六经中的哪一经，都了若指掌地为我们分清了寒热。

寒热既然是能具体代表说明阴阳，因而在每一经中，也就是每一个证候类型中，就应着重分清楚哪些现象是属于寒证，哪些现象是属于热证。如《伤寒论》中所说"发热恶寒者，发于阳也，无热恶寒者，发于阴也"，更是非常具体明白的例子之一，使我们在临床治疗中辨证用药有了明确的准则，得到不少方便。六经纲领的总结和建立，便是《伤寒论》的内容是有理论的最大的证明。

再由具体实践的病例来说，不论哪种病类，首先要辨其寒热，别其虚实，分清表里。尤其是表里虚实，是属于内外的联系，这是普遍真理之一，具体实践的一种。如以发热为例：如果它是在表属虚，必走桂枝系的路线；在表属实，必走麻黄系的路线；反之在里属虚，必走白虎系的路线；在里属实，必走承气系的路线。此外，用表里来分清疾病所在的部位和它的趋势，更重要的是辨别虚实，使得寒热的内容更具体，更符合于客观的规律和事实。要联系上虚实，治寒热才不会片面，这是诊断寒热的唯一办法，更是病质变化发展运动的规律所在。故而寒热是万病的感受性，是为本质，表里虚实属万病的规律性，是内部的联系，综合形成正邪盛衰发展变化的规律。这些精神，体现在《伤寒论》中的每一个部分。这是它的理论精华的一部分。从中我们不难看出，它完全符合唯物辩证法的法则。

二、《伤寒论》的内容是有定律的

什么是定律？定律就是一种比较简要的结论，说明现象之秩序或关系者。

据此我们来看看《伤寒论》的内容，是不是有定律呢？在中医学上莫如对于各个疾病的辨证，有各种适当的提纲或命题。如《伤寒论》上关于六经的分经辨证，每一经都各有其定律式的提纲，也就是由实践中得来的非常简要的结论；又各按其提纲，而律定以界说的命题。

如太阳证，是以"脉浮，头项强痛而恶寒"为提纲。提纲以下又有小命题，如脉缓有汗，定名为中风，主用桂枝汤，也用"桂枝证"这个名词来代表桂枝汤所治的一系列症候群。脉紧无汗，定名为伤寒，主用麻黄汤，也用麻黄证来代表麻黄汤所能治的一系列的症候群。其余各经还是一样，这些提纲都可以说明一些规律，都各有其简明扼要的结论，使每一个学医的人，都能根据这些定律，按照它所给我们的分析或界说，毫不费力地来适当处理一些疾病。

至于金元四大家，则以根据病况拟定治则来代表方名，如"补中益气汤""升阳益胃汤"等。"补中益气"或"升阳益胃"，既是方名，也是根据病况而必须使用的治疗原则。所以说，时方是经方的发展。

因为病理与一切理论一样，对于一些广泛的理论，如果没有定律来进行比较简明扼要的界说或提纲命题，如何能把许多比较复杂的病象作出简明扼要的结论，使我们对由结论所提出的问题来加以解决呢。所以在《伤寒论》的内容中，三百九十七法，一百一十三方，这些方与法都可以说是一些定律，是张仲景总结前人医学上的理论和实践的结晶。这对我们今天很有实用价值。

正如毛主席所说："凭客观存在的事实详细地占有材料，在马克思列宁主义一般原理的指导下，从这些材料中引出正确的结论，这种结论，不是甲乙丙丁的现象排列，也不是夸夸其谈的滥调文章，而是科学的结论。"这便是定律的最好说明。《伤寒论》六经的"辨证"提纲，以及由此而引申出的那些论治的方与法也正符合这种精神，因为它们是在正确的结论的基础上所总结出的定律，是可以正确地具体地指导我们的临床实践的，而绝不是只有现象罗列，而是有其丰富的内容，实事求是的，千百年来一直为保障人民的健康而服务。

三、《伤寒论》的内容是有体系的

体系就是对一切事物的精神实质进行科学方法的整理。

事物在没有进行整理以前，是错综复杂的，但在整理以后，使它形成体系，就可以达到纲举目张、有条不紊，从而使我们能够进一步掌握这些事物的脉络和它的精神实质。

体就如一棵树的树干，系就如树干的分枝。所以科学的体系，就是全部科学的本身。《伤寒论》就是具有很完整的体系的；更可以说，它是体中有系，系中又有体有系的内容。通观全部《伤寒论》，是由整体观念和气化一元论出发，这就是它的体，是树干；再由气化一元论分出对立统一的阴阳二义，再由阴阳分出代表大中小的三阴三阳六经，又再借手足而分出十二经，然后再分经辨证论治，这就是系，是分枝。在每一经都各有其定律式的一定命题，名分既定，始用方法论来针对症候群的运动、变化和发展的实际内容，制定出一百一十三方，三百九十七法，来对一切疾病进行有效的治疗处理。这真体现了《伤寒论》本身有体有系，而在系中又有体有系的精神，因而能在源远流长中能万变不离其宗地成为一个绝大的体系，可分可合，有条不紊，纲举目张。明代名医王肯堂称赞《伤寒论》"如神龙出没，首尾相应，鳞甲森然"，这不是言过其实，而是符合事实的。

《伤寒论》的体系，是由整体观念和气化一元论出发而首尾照应的绝大体系。所以在我们的结构微妙精密的人身上所产生出来的错综变化的一切病理现象，如果没有一个像《伤寒论》这样的理论体系来作为有效的治疗依据，医者势必把人体当作一个没有生命的无机体，在有了疾病而必须治疗时，也必然会做出片面孤立的错误处理。

四、《伤寒论》的内容是有运动的

运动，是真理的基本内容，也是物质存在的基本形式。世界上绝没有内在不会运动的东西，所以一切真理都不可把它当作不动的，或静止的东西来考察。上古的哲学家赫拉克利特说过："万物是存在，同时又不存在，因为万物都是在流转，在不绝地变化，在生成和消灭的不断过程中。"又如《内经》中肯定自然界之一切由阴阳对立而存在，但这种对立是运动的，而不是静止的，故曰："成败倚伏生乎动，动而不已，则变作矣。"更如大诗人李太白所说："前水非后水，古今相续流，新人非旧人，年年桥上游。"这些至理名言，就是说明运动是真理的基本内容与物质存在的基本形式。

再如我们机体的新陈代谢现象，这种交替代谢作用，也全是要有运动才能产生出这种作用。所以说运动是真理的基本内容与物质存在的基本形式。

在中医的辨证论治的处方上，更密切注意到机体病证变化是治疗方法的依据。如《伤寒论》的六经传化上，一日太阳，二日阳明，三日少阳，四日太阴，五日少阴，六日厥阴，推到七日，便可望其自愈。但这种病情传变的动态，有时也因机体不同而有许些差异，但这却是运动规律的明显例子。

再如伤寒六经传变的运动情况，结合到《内经知要·道生篇》所说的生、长、化、收、藏来说，由生开始，再经过长、化、收以至于藏，这就是一种运动变化的自然规律，是和辩证法的生长、发展、毁灭的过程相符合的。太阳证病理是机转初起，这就是"生"；阳明证的病理是机转最亢盛的时候，这就是"长"；少阳证的病理，是机转发生盛衰不定的时候，这就是"化"；太阴、少阴证的病理是机转已经现衰的时候，这就是"收"；病到厥阴，为阴之尽，九死一生，这就是"藏"。

由治疗来说，病初起是生理机能与体力旺盛的时候，宜利用其机转治以汗剂来帮助正气生发之用，这是"生"的阶段；失治则机转亢进，病毒正发其毒势，故当清热解毒以使邪去正安，这是"长"的阶段；失治则正气衰弱而病未除，致寒热虚实互见，故宜匡正抑邪，药宜寒热并用，攻补兼施，这是"化"的阶段；到了机转衰沉，宜用温剂，以急固正气，这是"收"的阶段；若为营养气血衰弱，则宜甘温以为填补，这就是"藏"的阶段。

由以上所说，无论从六经传变来说，从治疗方剂药物来说，都是有运动的，而不是静止不变的。正因为在有运动的基础上，来看待一个疾病，就绝不会把它看作是绝对静止不变的，所以就不必事先肯定了病名，才在治疗上"知犯何逆，随证治之"，在处方用药上才不会拘执固守着一方一法，从头到底全不顾及"证有千变，方亦有千变"，而使用到底。有运动也就是"辨证论治"的精神实质之一，所以就不是"执死方而治活病"，而是用运动去面对运动，求出有效的方法和药物来灵活机动地处理，使其有效地治好疾病。

五、《伤寒论》的内容是有变化的

"变化"是常居于"运动"的次一阶段，就是既有运动就必然会有变化，如阴阳的对立矛盾斗争、互相制约、互相促进，而发生变化。既然发生了变化，平衡均势的局面被破坏了，便又形成了新的变化。前面举过《内经》上的例子说："成败倚伏生乎动，动而不已，则变作矣。"就如环绕在我们周围的一切事物，莫不在不断的运动变化之中。

结合到病理、诊断、治疗、方剂、药物学上面来说，都要认识到它们应该不是静止的，而是变化的。我们对一切疾病发生前后的过程，要有常与变的认识：如生理正常时候即是阴阳合调，就没有疾病的发生；如到生理失常，便是阴阳失调，形成了病理状态。疾病已经发生失常就是一个变化，有了变化，我们就应该有应付变化、解决变化的方法。所以在治疗上，我们就应该要有变化无穷的见解，来应付或解决千变万化的病况。

举《伤寒论》中的方剂为例。譬如小承气汤、厚朴三物汤、厚朴大黄汤，同是厚朴、枳实、大黄三药组成，仅在剂量上稍有出入变化。方名变，它的适应证也就随之而变：如小承气汤是大黄四两，厚朴二两，枳实三枚，是可以下粪；如厚朴三物汤，是大黄四两，厚朴八两，枳实五枚，是可以下气；如厚朴大黄汤，是大黄六两，厚朴一两，枳实四枚，是可以下水。可见由于剂量的变化，相同的药物是三味，方剂的命名也是三个，而治病的效用也是三种。所以医生必须随时了解病证的变化，治法方剂也要随着变，绝对不能把几个陈方或几味独药当成是对某病的特效药，碰到药证相符时，固然真是特效，若遇证候变化了，特效药已经不效，只得惘惘然，而认为病势已危，束手无策了。

所以《伤寒论》的内容是有变化的，它指导我们如何机动灵活地来重视一切疾病的变化，来应对这种变化。

六、《伤寒论》的内容是有发展的

"发展"这一个名词，除了与一般所说的"进步""新生"等的意义相类外，它是比变化更进了一步，也可以说是一种最丰富、最具体的运动观，同时，它也是由运动通过变化的最后最高形式。所以，有运动必然有变化，也必然就有发展。尤其在否定之否定以后，更足以证明这一发展阶段。

中医的学理中，在病证的转变、传变，和方剂的大小、合并等方面，都无一不在体现着这种发展的观点。所以，我们在治病的时候，不仅要消灭病况，恢复患者的健康，还要借助药力，使之能格外有新的进步，才能符合发展的规律。《伤寒论》六经的传经的学理，就是专门用来说明病势发展的情形的。又在方剂上，桂枝加葛根汤一方，却是用来防止太阳病势由于经气相传而发展到阳明阶段的。又如桂枝加附子汤，却是用来防止其由表及里而发展到少阴的。以上所说是指病势向逆转方面发展的。

还有向好转方面的发展，如三个泻心汤，是补救误下成痞的方剂，清上温下，使病势向好转的方面去发展。病势从少阳来的，主以半夏泻心汤；从太阳来的，主以生姜泻心汤；从阳明来的，主以甘草泻心汤。更有其妙用的莫如附子泻心汤，它用在下寒已生的时候，变更一般应用大黄、黄连的常法，应用大黄、黄芩、黄连泻其在上的热，而加附子以温在下的寒，目的是在使病情的转变趋势向好的方面去发展。

正如上面所举的例子，凡病证是属于在阴或是在下或在里或在不良的情况时，用药使之或转阳，或出表，或提上，或补救，使之转变为良好的情况，这都是发展的具体事实。

总之，没有任何事物是不变化的，尤其是病与证不可同日而语，病不变而证常变，病有定而证无定。病的不变，就如人为人，马为马，由古到今都是不变的。但证却是在变的，如去年肠伤寒是阳证，今年或为阴证；昨日的赤痢是热型，今日也许会转化为厥冷；午前无热的，午后会大热；今日不能食，明日能食。所以同是一个病的证，都是千变万化、不可名状的。因此，我们对于病证的诊断与治疗，必须要了解它的运动变化与发展的实际情况。正如郭沫若说的，事物应该从关系上去求辩证地了解，不好守着一个规定去死看。因为一切事物总是在不断地运动着变化着而向前发展的。

所以，由以上各段可以看出，《伤寒论》是有理论、有定律、有体系、有运动、有变化、有发展的。毛主席说"科学是真理"。这就是说，科学应以正确的理论为第一，但是只有理论，而没有定律，虽然有许多理论，还是得不到一种扼要的归纳的定论。又虽然有理论、有定律，而没有把它整理成体系，也只是一些散漫的理论。《伤寒论》虽然受着一定历史条件的限制，但其中辩证论治的许多法则，是有一定的科学性的，具有朴素的辩证唯物思想，有着宝贵的临床经验的积累，一直在祖国医学理论上奉为治病的圭臬。

第四讲

诊断学中的辩证思想

诊断学可以说是病理学的认识论，但在诊断的方法上，却离不开分析与综合的法则，因此，有人认为对疾病的检查工作是分析，诊断便是综合了。

西格里斯特（亨利·欧内斯特·西格里斯特，1891—1957）说："诊断不仅靠观察一切征候的结果，还需要一种综合的天才。"也有人说："诊断为治疗之始，亦为治疗之终。"这更说明一切疾病在治疗的过程，也就是仍在继续诊断的过程。换句话说：病证就是常在不断的运动变化着的，所以诊断的认识，不单是被动的反映对象，它并且是能动的，有反作用的活动。这正如认识论上分析的感性认识和理性认识。于是被动的是认识的因素之一，即感性认识；能动的是认识的因素之二，即理性认识。

关于理性认识最重要的，还是它的内部联系的规律性。诊察病情就如和敌人作战一样，就必须首先了解敌情，要知己知彼，才能百战不殆，要弄清楚它的内外、虚实、寒热的一切关联的情况。毛主席特别指出此点："不论做什么事，不懂得那件事的情形，它的性质，它和它以外的事物的关联，就不知道那件事的规律，就不知道如何去做，就不能做好那件事。"前代医家也说："查病如查敌，用方如遣将，用药如用兵。"真正能考察病证的，就必须认清病情的关键所在，以及其运动变化发展的趋势，因证选方，相机用药，正如孙子所说："知战之地，知战之日，则可千里而会战。"可见诊断病证，在用药之先，就如军事部署一样，毛主席对此的说法是："指挥员的正确的部署来源于正确的决心，正确的决心来源于正确的判断，正确的判断来源于周到的和必要的侦察，和对各种侦察材料的联贯起来的思索。"所以这个正确的指导思想，也可以沿用于对于疾病的诊断用药。因而诊察病情，就应该要从活生生的病证去具体出发，更可以说要从人身的整体出发。若缺乏整体观念，结果只看到局部的病形，不管全身的病变，等于费尔巴哈的直观唯物论一样，把人当作非历史性，而只是一个生物学对象的自然人，把自己只当作具有感性而不具有理性的人。像这样只重视形式而不重视内容的诊断方法，怎样能针对一个变化不居、联系面很广泛的疾病来做出正确的治疗呢？如果把人看作是一个机械的人，这就不能称为诊断了，甚至只知守着几个成方，几味死药，胶柱鼓瑟，不知变化，处方用药，完全抹杀客观证候的事实存在，不能随证转变，只从成见和偏嗜出发，一味地主温、主凉、主辅、主泻，这不仅谈不上诊断，而且已完全丧失了治疗的原则。

我们再从毛主席的哲学方法，进一步说明诊断学在治疗上认识病证的重要性。毛主席认为，哲学是自然科学与社会科学的概括与总结。毛主席还说："……应用马克思列宁主义的理论方法，对周围环境做系统的周密的调查和研究，不是单凭热情去工作，而是如同斯大林所说的那样：把革命气概和实际精神结合起来。"

我们若把这个理论运用到医学上来，所谓周围环境就是哲学上说的"一切决定于条件、地点和时间"，在医学上正确诊断是重视有机的人体，要做有机的联系的。在诊断过程中要重视对疾病做系统周密的观察了解工作，才能掌握它的规律性。例如常见的感冒，其发病的条件是伤寒、伤风，或伤暑，其所发生的环境地点是山地、海边，或平原或是燥地、湿地，其时间是夏天还是冬天，是早是午还是晚，以及患者的健康情况是体质强或弱，等等，都要加以了解，也就是说要从周围环境所联系的各个方面去周密考虑才能更好地解决问题。如果条件、地点、时间变化了，虽是同一个病，在治疗上就必须区别。一般人只认为感冒必须发散以解除表邪，但在发汗药剂中同是需要发汗还要根据具体的情况确定治则，是使用辛温还是辛凉，是助阳还是滋阴，是和中还是补气，是除湿还是清暑，等等，来具体地选方用药，哪里能用一方一法来笼统治疗一切的感冒！治感冒如此，治其他任何病证，也不能超出这个原则。

如果只由表面的病名上，片面的局部的认识来草率从事，作为诊断的依据，不从全身病变的内在外在的一切有关联系上，去周密细致地来诊断和研究，诊断的意义则将完全丧失，在选方用药上，背道而驰，脱离实际，就是常见的轻微的伤风感冒，也会由于差之毫厘，谬以千里的用药错误，而使轻病变重，这也是常见的事。

所以，要求诊断正确，从而选方用药也正确，就必须先了解病理的运动变化发展和中医学的根本理论，以及脏腑经络的生理作用，三位一体，联系起来，作为一个整体来研究。下面，参考郑钦安《医理真传》和《医法圆通》二书，结合个人体会谈谈中医诊断学中的辩证思想。

一、气血具体代表了阴阳

前面说过，张仲景《伤寒论》中的整体观念和辩证论治的精神，是符合唯物辩证法的规律的。由于阴阳是对立的，有对立就有矛盾，它懂得由矛盾中去找问题，所以更能把矛盾统一起来解决问题。中医学中常常提到的五脏六腑、五行六气、三阴三阳等名词，实际归纳下来，不外是气血二字。学者能由气血二字去留心探讨，就可以认识到中医学的底蕴，也便掌握了中医学中的基本精神。

清代医家郑钦安认为：水与火是相依而行，水是血是阴，火是气是阳。虽是两物，却是一团，二者有分之不可分、合之不胜合之妙。例如一杯沸水，沸热就是气化的作用，也就是在这杯沸水中，蕴藏着无形的真火。可见气何尝离开水，水又何尝离开气。正因为它是沸水，恰如有机的活生生的人体一样，而不是一杯冰水，所以水离气，便是纯阴，人离开了气，便成死体。俗话说"人活一口气"，可见气在就能活下去，气失就没有生机。有气才有各种生理活动，无气便是死的物质。五脏六腑都各有本脏本腑的气（如肝气、胃气、肺气等），例如肾气充足耳才能听，小便也能排出，肝气充足则眼才能视物等。就是五脏生克制化作用，也要通过气来进行，如脾气旺盛才能生肺金、制肾水，肝气旺盛才能克制脾土等。

至于血也是重要的，眼得血才能视，筋得血才能运动收缩，足得血才能步行，手得血才能握物。但血本身是不能运行的，要有赖于气的推动才能运行，气也要依附于血才能发挥作用。气为血之帅，血为气之母，气血协调，才不会发生疾病。能够具体代表阴阳的就是气血。气血合二为一，无一脏不行，无一腑不到，气随血行，血行气附，气血阴阳相依，渗透灌注到整个人体，周流不已。

气是无形的，而寓于血之中，一般物性，气法乎动，故从阳；血有形而藏于气之内，血法乎静，故从阴。

当气血阴阳能够保持平衡协调的状态，就是正常的生理现象，自然百病不生。人体虽然是完整的、内外统一的有机体，但人们总不能时时使气血保持平衡，所以气与血总是常常有盛有衰。若以水火类比，水盛则火衰，火旺则水弱，前者是阴证，后者属阳证。气与血在名词上可分，在实际上不可分，不过在人身内有时此重彼轻，有时彼重此轻。千古以来，只有仲景一人，识透这个一元论的至理和掌握了气血阴阳的运动、变化、发展的规律。所以，病见于三阴经的，这由于阳不足而阴有余，在治疗上投以辛热的药物，着重在回阳；病见于三阳经的，是由于阴不足而阳有余，在治疗上投以清凉的药物，着重在存阴。这就是气血合一的气化一元论的真理。但人体结构非常微妙，病理变化又非常错综，若在病理上一元论不能成立，来奢谈唯物辩证法，并且还要用它的法则来解释说明中医学，也就不可能了。再说什么叫"病"，病就是病这个气，神是气的主宰，气受了伤，则神不安，所以才病。人身周身骨节经络及各部组织，都是后天有形的物质，全赖一气贯注。虽各处发病形式不同，总是气伤无有不病，气伤乃至身中无气，失去了神的主宰，死就到来。用药治病，实以治气，气旺的宜平（正气不易旺，邪气易旺，还当细分），气滞宜引，气郁宜解，气脱宜固，气散宜敛，气陷宜升。知道气的常，也要知道气的变，用药才不会失法度，也才能治好病，由此更可以知道气之重要了。

二、真火与君火

中医学中，常有所谓真火（相火）与君火的说法。要知道先有了真火而后才有君火，真火是体、是本，有如灶心中的火的种子，君火是用、是末，如釜底的火，以腐熟水谷。真火存，那么君火也存，真火灭，那么君火也灭。仲景针对这种情况，采用了以下的治疗方法。

对于三阴阴极之证，专以四逆汤中的附子来挽救先天欲绝的火种（真火），又以干姜的辛热以助之，就能回生起死；对于三阳阳极之证，专以大承气汤中的大黄，以救先天欲亡的真阴，又以芒硝的咸寒以助之，就能起死回生。

何不曰补金以生水，用药以滋阴？

仲景立法，只在先天的元阴元阳上去审查盛衰，不专门在后天的五行生克上去追求。由上面所说的附子与大黄，是阴阳二证的指标。过去许多中医方面的杰出人士，由于保守思想作祟，把他们在实践中体会到的一些仲景心法，看作是不传之秘，而不愿坦率地一语道破，所以要在五行生克上论盛衰，就是只知其末，不知其本。

更有必须说明的，人身全凭气血阴阳二气的充塞上下四旁。

真阳若不足于上，真阴之气即盛于上而成病，用药即当扶上之阳，以协于和平；真阳不足于中，真阴之气即盛于中而成病，用药则当扶中之阳，以协于和平；真阳不足于下，真阴之气即盛于下而成病，用药即当扶下之阳，以协于和平。这是阳气不足于上、中、下的三种情况。

阴气或不足于上，阳气即盛于上而成病，用药即当扶上之阴而使之和平；阴气或不足于中，阳气即盛于中而成病，用药即当扶中之阴而使之和平；阴气或不足于下，阳气即盛于下而成病，用药即当扶下之阴而使之和平。这是阴气不足于上、中、下的三种情况。

阳不足扶阳，阴不足扶阴，阴阳二气不足无论在于何部，如风、寒、暑、湿、燥、火六淫，都能乘虚而入，使人体生病。

例如外感病的外感之邪必先犯皮肤，皮肤为第一层，属太阳，太阳为一身的纲领，主皮肤，统营卫；次为肌肉，肌肉属胃；次血脉，血脉属心；次筋，筋属肝；次骨，骨属肾。这是外邪自外入内的层次。人身的五脏，可以分作五气

（并都可以配合五行），五气是由二气所生，二气贯通上、中、下，故三焦只为一经，共成六个步骤，外邪是由浅入深、自外而内的。这就是对外感病的扼要说明。

内伤病是属于内在原因，与外感病不同，因为人是有机体，有七情六欲的不同，七情六欲的伤害在于人体何部，就针对它的具体情况，随其所伤而调之使平，便能达到治愈目的。

以上所说，是关于真火与君火，真阳不足与真阴不足的区别和治疗原则，以及结合到外感内伤病的发病机转和治疗原则，加以阐述。

三、气有余与气不足

中医先贤朱丹溪说"气有余便是火"，张景岳说"气不足便是寒"。中医学有很多的治疗原则，何以单独提出这两条来说？因为它具有辩证法的精义。中医学虽是千变万化，终归要先在阴阳矛盾的相对性上来求得综合的解决，唯有这样综合性的阴阳得到解决，就是抓着了主要矛盾，中心环节的问题。

例如六经，固然有各个脏腑的阴阳，总是个性的阴阳，主要矛盾却是共性的阴阳，是属于先天性的，个性的阴阳是附属在共性的阴阳当中的，这是属于后天性的。毛主席在《矛盾论》中说："……过程发展的各个阶段中，只有一种主要的矛盾起着领导的作用是完全没有疑义的。"要认识这主要矛盾，是共性的阴阳。它能在一切无穷的疾病变化中发生任何不可思议的效能，都是一切相对真理总合起来的绝对真理，是因为它能于千变万化中，发生正确效能的实践。所以矛盾虽多，但却要抓住主要的矛盾去解决。

下面再谈一下阴阳统一，矛盾对立的道理。毛主席说，宇宙间的一切事物内容，都包含着相互对立的两个因素，由于这种对立斗争，必然使它由统一而成为绝对的分裂，也就成为该事物不断发展的原动力了。应用这些法则，反映在《伤寒论》中，对于病理上常提到的阴阳、气血、虚实、标本等虽有万端，发于一元。一元论就是气血阴阳二气浑为一气，一气的盈缩不利，疾病就因而发生，"气有余便是火"，"气不足便是寒"。这种有余与不足的寒与火，便是绝对的分裂，由分裂而表现出阴证阳证不同的两个证候。

（一）辨认阳虚证法

阳虚的人，阴气自然必盛。所谓阴气盛，指的是水旺，水盛则气衰，这是阳虚的由来。在外形具体表现上，阳虚的人，其人必面色唇口青白无神，目瞑蜷卧，声低息短，少气懒言，身重恶寒，或面生赤黑子，口吐清水，饮食无味，舌青滑或黑润，或青白色，或淡黄润滑色，满口津液，不思水饮，即饮亦需热汤，二便自利，脉浮空或微无力，自汗肢冷，爪甲青，腹满囊缩，等等。以上种种之病情都是阳虚的真面目，用药即当扶阳消阴。"扶阳"二字，包括上、中、下三方面，如桂枝参芪扶上之阳、姜蔻西砂扶中之阳、天雄附子硫黄扶下之阳。然而虽说是阳虚，表现却近似实火的，又当指陈出来。真寒假热证，有以下几点，可以帮助辨明：

1. 有面赤如朱而似实火的（这是由于元阳外越，内真寒而外假热），是不是实火，仍有以上病形可凭。

2. 有脉极大而劲如石的，这是元阳暴脱，重阴无阳，仍然要参合以上的病形来辨别。

3. 有身大热的，大约有三种情况：一是元阳外越，身必不痛不渴无外邪的症状；二是产妇失血骤虚，阳无所附，多见全身大热；三是吐血阴伤，元气无根，则气机发外，元气也因而发外，也见全身大热。

4. 有满口齿缝流血的，这是阳气虚不能统摄血致血外越。

5. 有气喘促，咳嗽痰涌的。肺是清虚之府，着不得一毫阴气。今肺的阳气不足，故不能制止上越的阴气，阴指肾阴，肾不纳气，病属内伤，而非外感。

6. 有大小便不利的，阳不足以化阴所致，定有以上病形可凭。

以上 6 条，是在假热真寒中比较突出的，证候过多，不能一一列举，总要在辨证时把握原理。

再补充说明，如外感的发热与内脱的虚热，同是一个发热，我们就要分清它所发的热，是哪一个类型的发热，包括潮热、寒热、实热、烦热、厥热等。恶寒发热属太阳证，实热炽盛属阳明证，寒热往来属少阳证，潮热属太阴证，烦热属少阴证，厥热属厥阴证。还可以归纳成下面 5 类：

1. 外入的热，如感冒。

2. 内出的热，如阴盛格阳。

3. 外寒内热，如厥深热深。

4. 外热内也热，如阳明证的表里壮热。

5. 定型热和不定型热，如传经证候，将传未传或已传而成定型的发热。

此外更有久病忽发高热的孤阳外越发热，常常高热到40℃以上，这正如灯火将灭的一刹那的回光返照。如果我们不进行缜密周详的诊断，漫不经心，或单从表面的现象看问题，就作决定，全不知内容重于形式，本质重于现象的真理，必然会因错误的诊断，而把人治死，这是应当特别提高警惕的。

（二）辨认阴虚证法

凡是阴虚的人，阳气必然旺盛。"阳气"二字是指火旺，火旺则水亏，这是阴虚发生的由来。

阴虚证由外症看来，虽表现出一切阴象，但却近似阳虚证，应当着眼在这一点上来分辨，就万无一失。阴虚的病人，阳气必盛，阳气盛则火旺，火旺则水亏，此阴虚之由来。其人必面目唇口红色，精神不倦，张目不眠，声高响亮，口臭气粗，身轻恶热，二便不利，口渴饮冷，舌干黄或黑黄，很少津液，芒刺满口，烦躁谵语，或潮热盗汗，或干咳无痰，饮水不休，六脉长大有力，或浮大数动滑……这种病形，都是阴虚的真面目。用药即当益阴以破阳（益阴二字，包括存阴、救阴、化阴、育阴等法）。

但阴虚证也有近似阳虚之处，还当特别指陈出来。

真热假寒证，有以下几点，可以帮助辨明：

1. 有四肢僵冷如冰，相似阳绝。这是由于邪热内伏而阳气不达于外，定有以上病形可凭。

2. 有忽然吐泻，大汗出如阳脱的，因暴吐下泻，皆属于热，热存于中，逼出吐泻，定有以上病形可凭。

3. 有欲言不能而如气脱的，因热痰上升，蔽塞清道，定有以上病形可凭。

4. 有忽然流血不止，常见的是鼻血、口腔出血不止，状似气不统阴的，定有以上病形可凭。

5. 有周身关节痹痛，类似寒湿疼痛的，定有以上病形可凭。

以上所举5条，不过仅就一般常见的来说而已。阴虚证是由于火旺，火盛则伤水，这是坚定不移的道理。许多方书，专门从火立说，只知一味清火，而阴虚的真面目，完全掩尽，仲景的存阴、救阴、化阴、育阴等法，完全不认识，这就完全丧失和违背治疗阴虚的原则。

总之，在诊断上必须要从人体的本质内容和现象形式详细审查，才不会有所贻误。因为中医治病，有些病能取得显著疗效，就在于善于辨证论治，因此对于研究诊断学，是不能加以轻视疏忽的。

四、四诊

（一）望诊

望诊，在诊断学中关系非常重大，范围也甚广泛。凡患病者的饮食动态，以及语言形色等，都包括在望诊内。医籍中的记载非常详细，兹仍举经方的诊断为例来谈，因为它比较周到与正确。

如《金匮要略》说："……腹满，手掌烦热，唇口干燥，何也？师曰：此病属带下。何以故？曾经半产，瘀血在少腹不去。何以知之？其证唇口干燥，故知之。当以温经汤主之。"又说："鼻头色青，腹中痛，苦冷者死；鼻头色微黑者，有水气；色黄者，胸上有寒；色白者，亡血也。设微赤，非时者死；其目正圆者，痉，不治。又色青为痛，色黑为劳，色赤为风，色黄者便难，色鲜明者有留饮。"可见仲景对于望诊是多么的仔细入微，其他如面色如朱，可作气盈的考量。平素面赤者不作病看，若是新病面赤，就是真热，是邪实火旺。久病无神虚极的人而面赤者，则为阳戴于上，脱绝之候。还有如瘀血、如鸡冠等的表现，亦非正常之色。

又如面青有神，是气有余的表现，间或也有不足的。平时面青有神不作病看，有病面开始有青色的，为肝病，青而有神是肝旺，青而无神是肝虚，色如翠羽者吉，色如枯草者凶。

面色白而有神，是属气有余的表征，间或也有不足的。平素面白的不作病看，有病而始见白的，白而有神，是属肺气旺盛，白而无神，是为肺虚，白色如猪膏者吉，白如枯骨者死。

面黄有神，是属气有余的表征，间或也有不足的。平素面黄不作病看，有病面黄的方以病论。黄而有神，胃积之盛，黄而无神，气弱之征，黄而鲜明者吉，黄如尘埃者凶。

面黑有神，是属气有余的表征，间或也有不足的。平素面黑不作病看，有病面黑的方以病论。黑而有神，肾气尚旺，黑而无神，肾气衰弱，黑如乌羽者吉，黑如炭灰者危。

以上所说，是有关于五色的盛衰。其中还有生克的关系，额属心而黑色可畏，鼻属土而青色堪惊，颏下黄而水病，左腮白为肝伤，右腮赤为火灼，唇上黑为水缺，唇骤赤为气竭，久病朱唇不可治，印堂发亮是死症。色的变化多端，总还要掌握有余与不足，来作为依据。

更重要的再补充一点，凡有身重如山、汗出如油、面生赤黑子的都是阴证，至于目无睛光、手掌无纹、头倾视深，多半是死证。

此外，还有验舌方法在望诊中也很重要。因为内脏不能一望而知，只有舌苔可以一望而知其究竟，有诸内才能形诸外。在上面已经谈过舌的本质与现象，及有关病证转变的情况，这里再补充进一步说明一下。

古典医书中，最早记载舌诊的如《素问》黄帝与岐伯论热病："少阴脉贯肾络肺，系舌本，故口燥舌干而渴。"这是据舌论病最早的记载。其他如《伤寒论》对于脏绝的证治说"舌上白苔滑者，难治"，又"舌上苔滑者，不可攻也"。这也是有关舌诊较古的记载。其他如《肘后方》与《诸病源候论》关于舌诊的讨论也多，《千金方》中常根据口腔与舌苔来诊断证候的在表、在里，或可下、不可下。舌诊学到唐代大彰，到宋、金、元时期，乃逐渐发扬光大，使中医对于看舌法有更大的进步。单以阳明下证来说，到宋元以后，认为舌苔粗厚黄燥为必下之症，其他如太阳、伤寒，以舌苔薄白红为确据，湿温证以舌苔白厚为依据。这些只是说明一个大概情况，总之中医对于舌诊也同样是积累了非常丰富的经验的，欲要深入研究，还要参阅有关舌诊的著作。

望诊中的舌诊和其他各诊同样重要，看舌苔的或黄或白或黑，以及红、紫、绛……可知其为热为寒，但进一步还要分清这寒热是属虚属实，是在表在里，这才能掌握舌诊的本质。一般医书，对舌诊的说法，也很详尽，只是对阴证或阴盛格阳证或少阴证等的舌色，反而不能明白清楚地说出来，以致后学者在临床时，出现阴证当前，往往不能当机立断，到无可奈何时，才用姜附勉强塞责，这是不对的。

在这里以我个人的粗浅经验，来重点说明这个问题：舌绛属阳，但若绛而萎软的则属阴证。黄厚苔属阳明腑病，但黄厚而枯，反属阴证；甚至有干枯如荔枝色的，尤宜大剂辛温之剂。这个道理，在医书上很少道及。此种从舌辨证的精义，在旧社会中，有些人持为不传之秘。又如舌苔薄白属太阳表证，舌苔白腻而滑属阳明经证，色白而鲜明，似润实干又为阴证，宜参附等药。

凡阴证，十之八九苔色多干，是阴证本质，舌不干尚非少阴证。这是因为肾阳不能上蒸，水津不能上潮的缘故。这个法则，是看舌的重点，学者必须详细研究，在实践中自可证实。方书所载，多半是正常现象，如此种舌苔的看法，也从未道及的，实为多年的经验中得来，万勿视为无足轻重啊！

（二）听诊

《金匮要略》说："病人语声寂然喜惊呼者，骨节间痛，语声喑喑然不彻者，心膈间痛，语声啾啾然细而长者，头中痛。"又说："息摇肩者，心中坚；息引胸中上气者，咳；息张口短气者，肺痿吐沫。"这是张仲景有关听诊的说法。听诊最重要的是审音察理，如庄子说："强哭者，虽悲不哀，强怒者，虽严不威，强亲者，虽笑不和。"这是可以由闻声来辨情感的真伪，因语可伪而声不可伪。

《内经知要》有五音之说，五音是宫、商、角、徵、羽，以应人身五脏。声如洪钟，是邪火旺极。平素声洪，不作病看；有病而见声洪，则是邪实火旺，法宜泻火为主。

语柔而细，是属正气伤损。平素语细，不作病论；有病而始闻声低息短，知为不足；忽笑忽歌，是属心脾的邪热已现，因为笑主心旺，歌主脾旺。或狂或叫，是属阳明的气实，因为狂叫是胃经热极所致；目瞑而言语重重，曰神曰鬼，这是"郑声"，属正气虚极，神不守舍；至于张目而乱言呼骂，是属肝火与心胃邪火炽盛所致。这是由听诊方面可以帮助诊断的。

（三）问诊

仲景治病，对于望、闻、问、切四诊中，最重问诊，这是有根据的，如"太阳之为病，脉浮，头痛项强而恶寒"。试看这一个太阳病，见症有四，脉浮、头痛、项强、恶寒。在这四症中，除了切脉可以知道脉浮而外，其余三症，头之痛与不痛，项之强与不强，寒之恶与不恶，若不问便不知道。

又如"发热，汗出，恶风，脉缓者，名为中风"。中风一病也有四症：发热、汗出、恶风、脉缓。可以想见，除脉缓一症可以由脉诊知道外，至于热之发与不发，整天发还是分时候发，汗之出与否，风之恶与不恶，不问由何而知？

　　又如，"恶寒，体痛，呕逆，脉阴阳俱紧者，名为伤寒"。伤寒之脉，阴阳俱紧，可以切而知之。伤寒之恶寒与否、体痛与否、呕逆与否，不问绝不能知。"阳明病，若能食，名中风，不能食，名中寒"。其能食与不能食，不问从何得知？阳明外症"身热自汗出，不恶寒反恶热"，不问从何得知？"阳明中风，口苦咽干，腹满微喘，发热恶寒，脉浮而紧"。脉的浮紧可以切而知之，至于口苦与否、咽干与否、腹满与否、微喘与否、发热恶寒与否，不问绝不能知。又如"先呕却渴者，此为欲解"，"先渴后呕，为水停心下"，等等。可见《伤寒论》是多么重视问诊的情况。

　　《伤寒论》全书中关于仲景诊病，得之于问诊的十之八九，得之于脉诊的，仅十之二三。仲景为医中之圣，论证病证详明，尚且如此，奈何学不如仲景万分之一，而对诊断不照顾全面，仅可独凭指下，说什么指下生春，是欺人亦自欺之说。治病的要诀，莫要于认证，认证的方法，莫详于《伤寒》。因为《伤寒》罗列症状最为详尽。不论是在表、在里、在经、在腑、在脏，都各有其一定的见症，只要细心研究，先把条文熟记于心，然后再从有字看到无字处，方可掌握辨证论治的精神实质。

其他如问饮食起居，也须查验。食健力健属气之有余；食少气少本气之不足；饮冷饮热，阴阳之行踪已判；好动好卧，虚实之病机已现；便秘或自利，内在原因已悉。

其他如既往病证、七情六欲、职业处境等，都必须附带问及，方有助于全面掌握病情来作诊断的依据。

（四）脉诊

所谓"切而知之者"，就是切其寸口视其虚实记其息至，辨其异同而知其病在何脏、何腑、何经，是为切脉。

脉诊是发明于《内经》，研究于《难经》，实验于《伤寒杂病论》。本着气血盈亏，有余不足之理，为脉学的要点。《内经》说"善诊者察色按脉，先别阴阳"，可见脉诊的善与不善是诊断的关键。

有余的脉，则脉渐浮、渐急、渐有力；不足的脉，则脉渐沉、渐缓、渐小、渐无力。此为物理自然之理，如"寒暑表"热升冷降之理相同。

许多专门研究脉学的人，不知道脉的真理所在，各创臆说，创七表八里九道之说，完全脱离实际。比如伤风、伤寒，一诊即得。甚至把诊脉看作能知富贵贫贱，以及五伦六亲的休咎，更是荒谬无伦的不经之谈，难怪脉学晦涩难通。总之，主要的切脉法，仍须本着有余不足之真理，以迟数判断寒热为最大目标，正如《内经》的滑涩，《难经》的损益，《伤寒论》的紧缓等，都是脉诊的要点，进一步辨别寒热的真假，仍要凭借表里虚实来做尺度。

如数脉和紧脉：数脉跳得快，属于热证。紧脉虽有象征的说法（形如转绳），但至数还会跳得更快，是属于寒证。数脉虽有表里之分，大抵数脉属热，多半在里；紧脉也有表里之分，但紧脉的寒，多半在表。又热为实证，实中有虚（如承气证为实，白虎证为虚）；寒为虚证，虚中有实（如桂枝汤为虚，麻黄汤为实）。这是脉诊中同中有异的地方。有如有孕与有痰的滑脉，临危时的脱脉……这些脉象，却要结合其他症状来决定。

《伤寒论》中关于脉诊有关疾病的条文如"阳明少阳合病……脉滑而数者，有宿食也"，《金匮要略》又说："少阴脉滑而数者，阴中即生疮……"同属脉滑而数，但其见症又各相反如此。例如肠痈症，用脉诊来分别其脓已成或未成（脉紧者脓未成，脉洪数者脓已成），是可以帮助诊断的。

可见切脉必须结合辨证，才能把病的真实情况诊断出来。

余研究脉学四十余年，虽不能全面阐发脉学的精义，也不敢用不经之谈来标新立异。兹根据有余不足之意义，再作简明的补充说明切脉的要点。

如脉来洪大，是属气之有余，间或也有不足。脉来洪大数实浮滑，乃是邪火炽盛，为有余；但是久病暴脱的人，也会出现这种脉象，此时当属不足，是元气将脱，预后不良的表现，这是不可不知的。

脉来迟细属于气之不足，脉来短小与脉来虚弱，均气之不足，间或有如温病热极，也有此不足的脉象，在辨证时是最要注意的。脉滑数为阳证，若数而带硬，又为阴证；脉散为阴证，脉伏为阳证。伏之为阳，是热极似寒，硬之为阴，是重阴必阳。以上虽是寥寥数语，已经将医经奥旨，撷发无遗，所谓"知其要者，一言而终，不知其要者，流散无穷"。上面这些切脉的几个要点应该掌握它的关要，不然因为诸说纷繁，反而无所适从。

（五）四诊之结语

中医诊断疾病，望色、闻声、问症、切脉，是耳目并用，口手相应，四诊合参。尤其在正诊之外，还有反诊、对面诊、借镜诊，旁敲侧击，竭尽一己的心思来求得病证之所在，总的要求，可以统以阴阳两字，及有余与不足的界说尽之。阴证自有阴证的表现足征，阳证有阳证的表现可凭。如果认识这个要点，就不会把望闻问切只作为一个形式，而是要用现象形式来结合人体的本质内容，作研究的依据。诸书纷纷说四诊怎样，当何等用药，或某种诊断当用某方，不免有时刻舟求剑，对我们帮助不大，对实际裨益不多。学者应该在平时先将阴阳证病情，有余与不足的病情，真真假假的辨别，熟悉体会在胸中，自然一见病情，便知底蕴，这才是认识诊断学的要点所在。

以上这些所谈到的有关四诊的要点，完全是个人由客观实际的病证出发，再通过研究，求出来的规律，又从主观的治病救人的实践中再认识再实践的真理。如果科学和实践断绝关系，那还算什么科学？列宁说，一个唯物论者，就是要承认我们的感觉器官所展示的客观真理。毛主席亦说："任何认识的来源，在于人的肉体感官，对客观外界的感觉，否认了这个感觉，否认了直接经验，否认了亲自参加变革现实的实践，他就不是唯物论者。"这两段至理名言，完全可以用来作为中医诊断学的认识论和实践论。

中医诊断学是和中医的其他部分一样，是积累了几千年的丰富经验的，它是辨证论治的重要工具之一，我们每个医务工作者掌握了这工具，才能更好地为人民服务，为生产服务。

附：阴阳五行之研究

学习中医书籍有几个最难理解的问题，一是阴阳气化理论，二是五行生克，三是六气六淫。这是学习中医的人们最感困难而一时不易理解的。但是只要能下决心刻苦努力深入钻研，还是能得到中医学的底蕴的。上述问题是中医学的精华部分，是中医解释人身生理活动及病证发展变化的认识基础，是诊断和治疗方法上的依据。但这些学说范围太广，含义太深。在有限的篇幅中不能全面涉及，以下仅就阴阳五行的学说，做一初步的探讨。

中医学，是真难于理解吗？我想只要用唯物辩证法武装我们的头脑，深入地从事研究，自可得到丰富的收获。如古代医学宝库的《内经》，从前被认为是神秘之渊，中医之神龛。可是到了现在仍能发挥它灿烂的光芒，并可取信于世界医林，这说明确有其不可磨灭的真理和伟大的价值。

学习《内经》，当先研究它的内容和全部的思想体系。

但我们在今天提出《内经》来研究，应当看重《内经》里有用的积极的内容，用近代科学方法加以提炼，就可以发扬它的真理，且可能产生新的伟大的医学。因此，党中央号召发扬中医学遗产，全国医界就特别提出《内经》等四大经典著作，作为学习的教材。要求学习的人们，先了解《内经》的思想体系及基本理论的特点。这样对《内经》的内容，才能够有正确的认识和合理的批判。

"阴阳"二字曾被浅识的人指为迷信荒唐的代名词，不知宇宙原是由对立物构成的。阴阳学说乃是宇宙万有的最好说明。

自然界及人类社会的万事万物均有两个对立的元素以相生相克而向前发展。此为千古不灭的真理。《内经》的独特思想和基本观念就是阴阳与五行，这是朴素的辩证法的观点。阴阳用以表示事物是对立的。事物对立，则起矛盾而生变化，人的全身也是这样。所以说"阴平阳秘，精神乃治"。若阴阳不能调和，疾病就要发生。

《内经》从对立面说明问题的地方很多，如补泻、刚柔、表里、寒热、虚实、盛衰、邪正、损益、三阴三阳……不胜枚举，这一切统之以阴阳，作为对立与矛盾的说明。《素问·阴阳应象大论》曰："阴胜则阳病，阳胜则阴病，阳盛则热，阴盛则寒，重寒则热，重热则寒。"这里说明了疾病和阴阳的关系。

但是人的生理病理变化非常错综复杂，如果只讲阴阳，还不能完全说明它的变化，故又用五行相生相克的论点来说明发展的法则。

自然界的一切皆是发展的，它的发展过程，不外生长、发展、衰亡的过程。例如《素问·四气调神大论》就是以生、长、收、藏论四时与疾病的关系。所以《内经》论病变的原因，外则四时六气，内则腑脏七情，都联系起来看，完全是以整体的观念来看疾病的。因此中医的诊病治疗经常注意全身的症状，即使外科病仅现于局部，也视为全身病状的局部表现而从全身出发来治疗它。《内经》不是分段看人体，不以单体视疾病，而是从整体的互相联系的观念视疾病。可见《内经》的思想方法确实是符合辩证法的。

《内经》的主要理论为阴阳五行，生长收藏，这些都是和辩证法的原则相符合的。故欲研究《内经》，而来理解它内含的精义，自然要以遵循辩证法为最正确的途径。

《内经》以阴阳来表示对立的元素，以五行来表示发展的过程。由阴阳对立而矛盾冲突，而发生变化，从而形成新的局势。对立、统一的法则在中医学中即是阴阳相互联系、相互制约的法则，在中医学中即是五行；由生长、而发展，而衰亡的法则，在中医学中即是四时五行。《内经》具有朴素的、自发的辩证思想，但为时代所限，故其说明有些幼稚，但其理论，确有真价值存在。近人余云岫作《灵素商兑》，用机械论思想批判《内经》，其实并不能损害《内经》毫末，只不过暴露出他自己的错误而已。

"气化"二字是学习中医学最难理解的问题。中医学是建筑在"气"字上面的，犹西医治病时看待细菌一样。究竟中医所说气化，是怎样的一回事呢？气化在生理上、病理上、治疗上当如何解释？这个疑问，我在此以探索的态度答复一下。中医所谓气化是观之有形、听之有声、验之有物，而且有原则的，断不是神秘的玄谈。

我们通常说，人在健康的时候有元气。所谓元气，即抗毒的力量。故元气充足，则五脏六腑不失正常，以发挥新陈代谢的功能。若邪气由外侵入，元气不能抵抗，那么病就发生起来。若以阴阳来说，因病证的变化，而使元气衰弱或邪气旺盛，则其旺盛为阳、衰弱为阴，这可以说明气化的作用。若以传经来说，失治传经由此及彼，或由外及内。至于服药之后，药的成分或扑灭病毒，或中和邪气，扑灭病毒是气化作用，中和邪气也是气化作用。所以"气化"二字无论从生理、病理、药理方面，都是有实据可以指出的。

中医学建筑在"万病在气"的原理上。我们的先民掌握这个原理，研究人身生理病理和治疗方法，曾写下了若干宝贵的医书。特别是《伤寒论》作者张仲景，他了解到病理变化虽然是千变万化，终归要在阴阳对立的斗争中，通过气化运动得到综合的解决。故而针对寒、热、虚、实，施予温、清、补、泻之法，治万病都逃不出这个规律。他的著作，在中医界被奉为主桌，在学术上被推为经典著作，是有其理由的。

所以，中医的气化理论不能不说是包含着真理的。因为人本是一气化行的有机体系，"形者生之舍也"，"气者生之本也"。人的生存固生存在气，人的死伤亦死伤在气。所以我们国人都说"人活一口气"，也称人死了叫"落气"或"断气"。那么人的病自然也是病在气之不化。"气化"两字，即是人体生命全体的唯一活力，如肾之精、心之神、肝之魂、肺之魄、脾之意、脏腑之气血、脉络之营卫、经脉之起止、营卫之流行、井荥输原经合之六穴等，这些功能都是气，有之则生，失之则亡。正是因为气关系人命，特别重要，中医才把它称作"元气""生气"。究竟所谓气应如何解释呢？气即是火，即是热，即是电，亦即是一身全体大用的体温所在。不特一身骨肉皮毛都由它来活动，就是一身脏腑的血液也要它来推动，一身的水分也要它来蒸发，一身的精髓也要它来化生，一身的尿汗涕痰唾也要它来排泄。每当气火不足的时候，若是不足在本名下的"气分"，就不免有头昏、眼花、耳鸣、牙痛、喉干、舌干和其他虚火发热、精神衰弱等病状，若是不足而涉及"血分"，就不免有吐血、鼻衄下血、泻血、崩漏、经闭、化脓、结瘀和其他如干血痨等病状。

总的说来，水不化气多成湿，一切痰饮浊带由此而起。气不行多瘀，一切痈疮斑疹由此而生。这些都是由于一个气的偏差而成的病。

现在要进一步问用怎样的方法才能透彻了解这个问题？事实告诉我们，只有用唯物辩证法才能充分地说明和解决这个问题。可以说，阴阳的说法与矛盾的说法只是古典语与新名词的不同。医生们运用万病只分阴阳这一原理，便能把万病都归纳在阴阳的体系里。这样对于治阴性病先要用阳性药，治阳性病先要用阴性药的道理，就可以得到初步的了解。这就是根据人身生理病理之偏，利用阴性或阳性的药物来适应病证的需要，阴者治以阳、阳者治以阴、同性相拒、异性相引之意。张仲景说："病有发热恶寒者，发于阳也；无热恶寒者，发于阴也。"就说明了疾病非阴即阳，其间界限十分明显。

因此我们进一步认识到物性相反而相成的道理。因阴阳是互相依存、互相斗争的，故阴阳不和、有所偏胜就会发生疾病。人身因内在、外在环境的影响，使代表阴阳这两种元素的"阴血"和"阳气"发生变化，于是脏腑十二官之所主，营卫十四经之运行，失其曲线形的圆运动而成为病态。医学研究者在治疗方法上应根据这个道理，明阴阳，别顺逆，本生理病理自然法则，从各方面分析综合，根据主要矛盾所在，或先治标，或先治本，所谓"缓则治本，急则治标"，或标本兼治，或表里兼治，或补泻双用等。这样才能掌握矛盾，顺应矛盾互相转化的道理。更应分析患者的脉证形色，言语举动，思想意识，各种不同的现象，联系到病的本质，很快地求出治疗的方法。

在大自然和人体中最能代表"阴阳"的莫过于寒热二义。寒热的矛盾充满了宇宙中的任何事物。在人身不仅有寒体热体之分，更时时刻刻都有寒热言行的表现。而况生了病后，它既由感寒感热或食寒食热而来，或饮寒饮热，乃至病名都叫伤寒伤暑等。因此，人们没有病则已，若有了疾病以后，"寒热"应该是万病内容的本质。还有"表里"与"虚实"也都是诊断和治疗中的纲领。我们说"气化"是运动变化的根本，而气之为寒为热乃是其本质。再以虚实、寒热、表里、上下去分析研究气的运动变化和发展的内外联系，就可以认识它的规律性。若要把寒热、虚实、表里，还原为阴阳二义，那就是：寒属阴，热属阳；虚属阴，实属阳；里属阴，表属阳。所以说，阴阳是纲领之中纲领。由以上所述就不难认识到中医学理论的大概了。

过去，有些人对中医的门径不曾认识，对中医治病的标准很少知道，因此认为中医学理玄虚深奥，不易学习。这都是对中医学没有深入钻研的表现。而中医同道们对中医认识各有心得，抱道自守，只是心中有数，很少传授于人。因此中西医彼此隔阂，互不了解。这些都是过去的事实。现在已有了变化。中西医紧密团结起来，团结在党的方针政策上，互相交流，互相学习，这是过去不可能做到的。中西医学术体系虽不同，但治病救人的目的则一致。要求学习中医的同志们，只要我们彼此抱着虚心的态度，科学的精神，将唯物辩证法的观点，应用在学习中医方面，那么学习中医便可以事半功倍了。